The New Textbook for

あたらしい

Forensic Death Investigations

検案・解剖

and Autopsies

マニュアル

著
池谷 博
京都府立医科大学教授

櫻田 宏一
東京医科歯科大学教授

金芳堂

まえがき

　私が法医学の世界に足を踏み入れたのは 1999 年のことである.

　当時臨床医として働いていた私は，教授から「大学院で何をやりたいか？」と聞かれたときに，ふと法医学が頭をよぎったのである．もともと法曹界を目指していた私は，医師になっても法曹界に貢献できる分野があると気がついたのである.

　しかし，大学院生として入学してみると，当時の法医学の現実を見て愕然とした．文化勲章を受章した古畑教授や，免疫学教室を誕生させた法医学の絶頂期ははるか遠くに過ぎ去り，法医学教室には研究費もなく，近くの粗大ごみ置き場から他の教室が捨てた機械を拾って来て使っているありさまだった．その中で先生方が明日の法医学を支えるべく必死に努力をされていた．なぜ？　素朴な疑問がわいてきた．この答えも本書を読むとわかってもらえるのではないかと思う.

　法医学には多くの教科書がある．その中で私が名著であると思う教科書に「法医診断学」（錫谷徹著）がある．この本が良い点は一人ですべての項目を書いているということである．一人で書くということは，全体としてバランスがよく，何が重要なのかが分かりやすい．今回，このような教科書を執筆する機会を金芳堂様より頂いたことに深く感謝するとともに，2008 年に錫谷先生の出身である京都府立医科大学に教授として赴任することになったことも何かの縁を感じている.

　本書は，錫谷先生の名著とは比べるべくもないが，法歯学と法科学のスペシャリストである櫻田教授の力もお借りして，法医学・法歯学，そして法科学の各分野で，なるべく一人の視点で鑑定に必要な基本的事項を俯瞰できる内容にするよう務めた．本書の対象は医学生や法医学に初めて足を踏み入れた医師・歯科医師だけでなく，警察嘱託医，消防士，海上保安官，裁判官，検察官，弁護士といった法曹界の人などを主な対象としている．法医学はどんなシステムの上に成り立っているのか？　実際に解剖をどうやってするのか？検査には具体的にどんなことをやっているのか？　様々な症例をどのように診断しているのか？　こうした一連の初歩的なことを記載した教科書は意外にも非常に少ない.

　法医解剖の方法は職人ののれん分けのような形で伝授され，各々の教室で異なる部分が多い．また検査に関しては，病理検査以外全く行っていない教室も多い．少ない人数がゆえにそのレベルもさまざまである.

　しかし，解剖やそれに関する検査は，中立性公平性の観点からは，大学などの独立した

機関で行うのが妥当であり，基本的な検査は警察の一組織である科捜研に依頼するのは好ましくない．

　京都府立医科大学に着任して 10 年，すべての検査をできる限り法医学教室で行うことを目指してきた．はじめは医師 1 人だった教室も今では医師 6 名，歯科医師 2 名を含む大きな教室に育ってきた．彼らは，解剖はもちろん，すべての基本的検査を行うことができる．

　本書を広げてみると，「この程度のことですか」と思われる人もいると思う．その批判は甘んじて受ける覚悟でこれが法医学の現状だとオープンにした．しかし，我々も大学の名前にふさわしい内容となるべく日々努力を続けている．その意味で寛容になっていただければと思う．
　そして，医師・歯科医師にはこの本をきっかけに病理学，中毒学，法科学の成書へと是非読み進んでもらいたい．そして是非とも将来の法医鑑定を担ってもらいたい．

　2018 年秋

池谷　博

目　次

第1章　法医学・法歯学の歴史と死亡の現状
1-1　法医学・法歯学の歴史 ……………… 1
　　a）法医学の歴史 ………………………… 1
　　b）法歯学の歴史 ………………………… 4
1-2　日本における死亡の現状 …………… 4

第2章　死因と解剖の種類
2-1　死因診断の重要性と困難性 ………… 7
　　a）日本の現状 …………………………… 7
　　b）死因診断の重要性―ある事例 ……… 7
　　c）死因の競合 …………………………… 7
　　d）死因の診断の困難性 ………………… 8
2-2　死因究明ツールとしての解剖 ……… 10
　　a）司法解剖 ……………………………… 10
　　b）「警察等が取り扱う死体の死因又は身元の調査等
　　　　に関する法律」に基づく解剖（調査法解剖）… 10
　　c）行政解剖 ……………………………… 10

第3章　外表所見
3-1　身長，体重，体格，栄養状態 ……… 15
3-2　皮膚の色 ……………………………… 15
3-3　死斑 …………………………………… 15
3-4　死体硬直 ……………………………… 16
3-5　深部体温（直腸温）………………… 16
3-6　身体各部位の記載 …………………… 17
　　a）頭部 …………………………………… 17
　　b）顔 ……………………………………… 17
　　c）頚部 …………………………………… 18
　　d）胸腹部 ………………………………… 18
　　e）背面 …………………………………… 19
　　f）四肢 …………………………………… 19
　　g）外陰部 ………………………………… 19
　　h）肛門周囲 ……………………………… 19
3-7　晩期死体現象 ………………………… 19
　　a）自家融解 ……………………………… 20
　　b）腐敗 …………………………………… 20
　　c）死蠟化 ………………………………… 20
　　d）ミイラ化 ……………………………… 20

e）白骨化 ………………………………… 20
3-8　白骨死体の性別・年齢・身長推定法 …… 21
　　a）性別を推定する所見 ………………… 21
　　b）年齢を推定する所見 ………………… 21
　　c）身長を推定する所見 ………………… 22
3-9　水中死体の外表所見 ………………… 24
　　a）鼻口部～気道内の微細泡沫塊 ……… 24
　　b）漂母皮化 ……………………………… 24
　　c）蟬脱 …………………………………… 24
　　d）その他の損傷 ………………………… 24
　　e）引き上げによる腐敗の急激な進行 … 24
　　f）再浮揚 ………………………………… 24
3-10　カスパーの法則 …………………… 25

第4章　損　傷
4-1　損傷所見の取り方 …………………… 27
4-2　生活反応 ……………………………… 28
4-3　損傷の解釈 …………………………… 28

第5章　死後CT撮影
5-1　画像診断の流れ ……………………… 29
5-2　機器の選択と撮影法 ………………… 29
5-3　撮影の注意点 ………………………… 29
5-4　CT診断の効果 ……………………… 30

第6章　解剖の仕方
6-1　皮切の仕方・皮下組織の観察 ……… 31
6-2　臓器の取り出し方 …………………… 31
　　a）肋骨の剪断 …………………………… 31
　　b）心膜の切開 …………………………… 32
　　c）心臓 …………………………………… 32
　　d）腹腔開検 ……………………………… 32
　　e）大腸・小腸 …………………………… 33
　　f）脾臓 …………………………………… 33
　　g）左副腎・左腎臓 ……………………… 33
　　h）胃・膵臓・十二指腸 ………………… 34
　　i）肝臓・右副腎 ………………………… 34

ｊ）右腎臓 ………………………………34
ｋ）骨盤内臓器 …………………………34
ｌ）精巣 ………………………………35
ｍ）頚部器官・肺 ……………………35
ｎ）頭蓋腔開検 ………………………36
ｏ）脳 …………………………………36
ｐ）脊椎・脊髄 ………………………36

第7章　解剖に伴う各種検査法

7-1　死体の血液生化学検査 ………………37
7-2　血液型検査 ……………………………38
　　a）血球凝集反応法 …………………38
　　b）抗体固定化微粒子凝集反応法 …38
　　c）酵素抗体法 ………………………39
7-3　エタノール検査 ………………………40
　　a）エタノールの測定 ………………40
　　b）当教室における分析方法の紹介 …40
　　c）血液以外でのエタノール測定 …41
　　d）Widmark の式 …………………41
　　e）アルコールの死後産生 …………41
7-4　薬毒物検査 ……………………………42
　　a）簡易薬物スクリーニング検査キット …42
　　b）大型分析機器検査 ………………43
　　c）硫化水素 …………………………44
　　d）シアン ……………………………44
　　e）シンナー …………………………45
7-5　精液検査 ………………………………46
　　a）主な検査法 ………………………46
　　b）注意点 ……………………………46
　　c）検査手順 …………………………47
7-6　血中一酸化炭素ヘモグロビン飽和度検査 …47
　　a）分光光度法の原理 ………………47
　　b）一酸化炭素ヘモグロビン飽和度の測定 …48
　　c）その他の方法 ……………………48
　　d）一酸化炭素ヘモグロビン飽和度の評価 …48
7-7　プランクトン検査 ……………………49
　　a）当教室での壊機試験の手順 ……49
　　b）本法の欠点 ………………………49
　　c）解釈の重要性 ……………………49
7-8　DNA 型検査 …………………………50
　　a）ヒト DNA 型検査 ………………50
　　b）ABO 式血液型 …………………51
　　c）性別判定 …………………………51
　　d）ウイルスゲノム型による出身地域判定 …52

7-9　その他の検査 …………………………53
　　a）微生物検査 ………………………53
　　b）ウイルス検査 ……………………53
　　c）病理組織学的検査 ………………53
　　【スライドガラス切片作製法】 ……54
　　【ヘマトキシリン・エオシン染色の手順】 ………54
　　【エラスチカ・マッソン染色の手順】 ……54
　　【クリューバー・バレラ染色の手順】 ……54
　　d）生体・死体血痕鑑別検査 ………55

第8章　歯科所見採取の仕方

8-1　死後記録の作成 ………………………57
　　a）口腔内写真撮影 …………………57
　　b）デンタルＸ線写真撮影 …………58
　　c）デンタルチャート作成 …………58
8-2　デンタルチャートの記載法 …………59
8-3　咬傷（バイトマーク） ………………61

第9章　死亡診断書・死体検案書

9-1　死亡診断書・死体検案書の発行 ……63
　　a）応召義務と診断書発行義務 ……63
　　b）死亡診断書と死体検案書の発行 …63
9-2　死亡診断書・死体検案書の書き方 …64
9-3　死胎検案書の発行 ……………………65

第10章　鑑定書の書き方・綴じ方および訂正の仕方

　　a）「第1章　諸言」 …………………67
　　b）「第2章　検査記録」 ……………67
　　c）「第3章　説明」 …………………68
　　d）「第4章　鑑定」 …………………68
　　e）鑑定書の綴じ方 …………………68
　　f）鑑定書の訂正の仕方 ……………68

第11章　症例とそのポイント

症例1　刃物の刺さった死体
　　　　【心臓刺創】‥‥‥‥‥‥‥‥‥‥‥‥‥70

症例2　頭部に傷のある死体
　　　　【頭蓋内出血】‥‥‥‥‥‥‥‥‥‥‥‥74

症例3　屋外で倒れていた死体
　　　　【銃創】‥‥‥‥‥‥‥‥‥‥‥‥‥‥‥80

症例4　室内で倒れていた死体
　　　　【嘔吐物吸引による死】‥‥‥‥‥‥‥‥86

症例5　火災現場で発見された死体
　　　　【焼死】‥‥‥‥‥‥‥‥‥‥‥‥‥‥‥90

症例6　水中で発見された死体
　　　　【溺死】‥‥‥‥‥‥‥‥‥‥‥‥‥‥‥96

症例7　冬季，屋外で発見された死体
　　　　【低体温死】‥‥‥‥‥‥‥‥‥‥‥‥‥102

症例8　浴室内で発見された死体
　　　　【薬物中毒死】‥‥‥‥‥‥‥‥‥‥‥‥106

症例9　屋外で首をつっていた死体
　　　　【縊死】‥‥‥‥‥‥‥‥‥‥‥‥‥‥‥110

症例10　自動車内で発見された死体
　　　　【一酸化炭素中毒死】‥‥‥‥‥‥‥‥‥116

症例11　急な意識消失後の死亡
　　　　【心筋梗塞による心破裂・心タンポナー
　　　　デ】‥‥‥‥‥‥‥‥‥‥‥‥‥‥‥‥120

症例12　出産中の死亡（産科の突然死）
　　　　【羊水塞栓症】‥‥‥‥‥‥‥‥‥‥‥‥124

症例13　受診後の死亡（医療関連死）
　　　　【出血による気道閉塞】‥‥‥‥‥‥‥‥128

症例14　白骨死体
　　　　【性別・年齢・身長推定】‥‥‥‥‥‥‥134

症例15　咬傷のある死体
　　　　【虐待死】‥‥‥‥‥‥‥‥‥‥‥‥‥‥140

Column 1　死体の事件性と死因診断　14

Column 2　日本書紀と古事記に見られた歯による
　　　　　　身元確認　26

Column 3　自殺の診断　28

Column 4　死因とピンク歯　30

Column 5　犯罪の鑑定は誰がすべきか　56

Column 6　法歯学者の偏在と今後の育成　62

Column 7　鑑定書未作成　68

Column 8　解剖費用の負担―責任者の不在　85

Column 9　解剖嫌いの日本人？　95

Column 10　溺死と死因の種類　101

Column 11　調査法解剖の行方　139

第1章

法医学・法歯学の歴史と死亡の現状

1-1 法医学・法歯学の歴史

a）法医学の歴史

わが国初の大学法医学教室である東京大学の初代教授であった片山国嘉（1855-1931）によると，法医学は「社会に存在する法的な問題を扱う医学の一部門である」と定義される．

その歴史は古く，アジアにおいては中国に源流を発する．1247年に南宋の宋慈が「洗冤集録」を記載したのが初めてであり，その後の元代の超逸齋による「平冤録」，王與による「無冤録」（1308年）とともに検験三書と言われて，清朝末期まで中国では検視の教科書として使用された．日本では，天下泰平であった江戸時代に中国より書物が輸入・翻訳された．河合甚兵衛尚久編訳，丹波屋理兵衛の「無冤録述」（1768年）がまさに最初の法医学の教科書とされている（図1-1）．

この書物には，基本的に外表所見からいかに死因を推定するのかということが記載されている．現代においては根拠が薄く全く意味をなさない部分もあるが，驚くべきことに現代においても十分通用することも多い．明治時代に西洋の医学が本格的に導入されるまで，長い間使用されていた．

法医学は，社会秩序が保たれていない時代には，その活躍の場はないと言われる．それは，たとえば戦国時代のようないつだれが人を殺したとしても不思議ではない世の中であれば，殺された人の死因を追求するどころではないからである．

西洋においては，ギリシャ・ローマ時代に，かの有名なジュリアス・シーザーが紀元前44年に殺害された時に，検死（広く外表から死因を診断すること）が行われて，致命傷となった傷についての記載が残されているなど，その歴史は古い．しかしながら，本格的に法医学が広まったのは中世になってからであるとされる．

検死の必要性については，大陸ヨーロッパの諸国と英米では，根本的に考え方が異なるとされる．その根本的な考え方の違いが，今日の制度にも反映している．すなわち，大陸ヨーロッパの国々では，国家権力により国民が搾取・弾圧され，命までもがその権力の意向に左右されていた．その後，国民は革命によって主権を勝ち取ったことから，国家から干渉されないように，また，国家権力によって自らの死因が影響されないように，国家とは独立した大学において死因を追求しようというシステムが広まった．

一方，革命のなかったイギリスでは，国民の命は国王の財産とみなされていた．国王の財産である国民が死亡すると，国の行政機関がその死因を追求するというシステムが作られた．これがコロナーシステム（後のメディカルエグザミナーシステム）である．コロナーの語源は国王の冠を守っていたcrownerであると言われている．

江戸時代の日本の法医学は，将軍が民を慈しむ慈悲の心から，死亡したものの死因について調べ，殺害されたものであれば，それを処罰するという，死因究明よりは犯罪究明に重きがおかれていた．

明治期になって日本に西洋医学が導入されたが，当

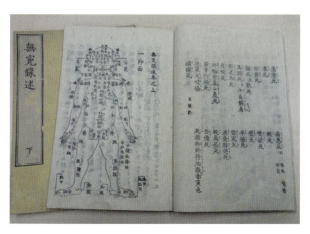

図1-1　無冤録述（寛政11年版）（1768年）

時の西洋医学の最先端は細菌学を中心としたドイツ医学であり，法医学に関してもドイツという大陸ヨーロッパのシステムが導入されたことから，法医学の実践は，行政機関ではなく大学で行われることとなった．

しかし，当時の日本は武士の世の中が終わったばかりであり，民主主義が十分育っておらず，個々の死因を究明するということよりも，検使（岡っ引き）の代わりに警察官が外表検査で事件性を判断し（検視という．刑事訴訟法第229条），その中で犯罪関連死だけを犯罪究明目的で解剖するという，犯罪究明に視点が存在する江戸時代の考えが色濃く残った法制度となった．その結果，外表検査で犯罪が疑われたごく少数の遺体のみ解剖され，その他の大多数の死因究明はなされないままとなった．必然的に，外表検査ではわからない多数の犯罪が見逃された一方で，明らかなもののみ犯罪と扱われるので，日本の警察の検挙率が上昇し，日本は世界でも有数の殺人が少ない安全な国家と言われるようになった．

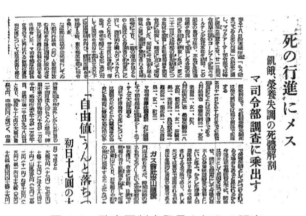

図1-2　監察医制度発足を伝える記事
〔朝日新聞1945年11月25日〕

その後，第二次世界大戦後に当時のGHQが首都東京での衛生状態の悪化を目の当たりにし，医師による外表から死因を判断する（検案）だけでは死因が判然とせず，大都市での感染症を主体とする疾病の蔓延を未然に防ぐためには，解剖を含むより詳しい検査が必要と判断し，監察医制度を政令で指定する大都市（東京23区，横浜市，名古屋市，京都市，大阪市，神戸市，福岡市）に限って追加で導入した（図1-2）．しかしながら監察医制度が導入された経緯から，わが国での監察医制度は，単に事件性のないと判断された遺体のみを解剖するという公衆衛生に偏ったものになってしまった．このため，捜査権をも持ち事件性を含めて一人一人の死因をしっかり検討するという米国のメディカルエグザミナー制度とは全くかけ離れたものとなったと言える．

また，地方自治体に解剖を任せた結果，財政難を理由に廃止が相次ぎ，実質的に自治体が責任を持って，常勤医師と専用施設を確保して行っているのは，現在では東京都だけという状態である．

以上の経緯から，犯罪究明目的の解剖（司法解剖）と，一部自治体だけで行われる公衆衛生目的の解剖（行政解剖と一般に言われる）の二本立ての解剖システムとなり，真に一人一人の死因究明を目的とした解剖システムが構築されなかった．また，大学は文部科学省，死因は厚生労働省，犯罪究明は警察庁といった省庁の狭間で，法医学に関しての責任官庁が曖昧であったために，有史以来の長い間，解剖経費が適正に支払われてこなかった．その中で，大学自体の財政難による人員削減や，臨床研修制度の必修化による基礎医学への医師不足が影響し，法医学の専門医が2010（平成22）年で120名を切るまでに法医学全体が疲弊した．したがって，解剖率は先進諸国の中でも最も低率である（表1-1）．

1999（平成11）年，都立広尾病院事件が起こり，その前後に慈恵医大青戸病院事件，横浜市立大学での患者取り違え事件，川崎協同病院事件など医療の信頼を揺るがす医療事故が多発した．また，パロマのガス湯沸かし器による一酸化炭素中毒事件，相撲部屋で力士が暴行死したものを警察が解剖を委託せずに心筋梗塞等の病死として処理した事件，練炭自殺を装った連続殺人事件など，数々の事件が起こり，司法解剖制度を利用した解剖数が次第に上昇すると同時に一人一人の死因を究明すべきという気運が高まった．

この流れを受けて議員立法で，2012（平成24）年6月に「死因究明等の推進に関する法律（死因究明推進法）」と「警察等が取り扱う死体の死因又は身元の調査等に関する法律（死因・身元調査法，新法）」（死因究明二法）が可決成立した．しかし，この新しい解剖制度では，犯罪究明や公衆衛生目的をも包含するが，欧米諸国のような統一したシンプルな解剖システムの根本的再構築に失敗した．また，犯罪捜査を本務とする警察署長が権限を持つことになったため，死因究明に積極的な運営はなされず，財政難と相まって，この新解剖システムがどの程度日本の解剖率を上昇させるのかについては未知数である（表1-2）．

【刑事訴訟法】
第229条　変死者又は変死の疑のある死体があるときは，その所在地を管轄する地方検察庁又は区検察庁の検察官は，検視をしなければならない．
　2　検察官は，検察事務官又は司法警察員に前項の処分をさせることができる．

表 1-1　世界各国の解剖率

国名	解剖率（%）	国名	解剖率（%）
WHO region of the Americas		Malta	6
Canada	20	Netherlands	8
USA	12	Norway	9
WHO European region		Poland	9
Albania	Not available	Portugal	Not available
Austria	27	Romania	7
Belgium	Not available	Spain	Not available
Bulgaria	25	Sweden	37
Czech Republic	31	Switzerland	19
Denmark	32	United Kingdom: England + Wales	24
Finland	36		
France	Not available	United Kingdom: Northern Ireland	11
Germany	8		
Greece	Not available	United Kingdom: Scotland	15
Hungary	49	**WHO Western Pacific region**	
Iceland	38	Australia	21
Ireland	7	Japan	4
Israel	Not available	New Zealand	16
Italy	Not available	Republic of Korea	Not available
Luxembourg	Not available	Singapore	16

（Encyclopedia of Forensic science）

表 1-2　死体取扱数等の推移

		平成 19 年	平成 20 年	平成 21 年	平成 22 年	平成 23 年	平成 24 年	平成 25 年	平成 26 年	平成 27 年	平成 28 年
死体取扱総数		154,579	161,838	160,858	171,025	173,735	173,833	169,047	166,353	162,881	161,407
犯罪死体		858	984	811	834	735	734	514	520	488	598
変死体		14,076	15,038	15,731	18,383	20,701	22,722	20,339	20,106	20,211	20,144
その他の死体		139,645	145,816	144,316	151,808	152,299	150,377	148,194	145,727	142,182	140,665
検視官臨場死体取扱数	臨場数	18,322	22,780	32,676	47,522	63,626	86,335	106,069	120,266	123,733	126,146
	臨場率（%）	11.9	14.1	20.3	27.8	36.6	49.7	62.7	72.3	76.0	78.2
司法解剖数		5,901	6,285	6,569	8,014	7,971	8,520	8,356	8,684	8,424	8,326
調査法解剖数								1,418	1,921	2,395	2,605

＊　警察庁刑事局捜査第一課に報告のあったもの.
＊　交通関係，東日本大震災による死者を除く.
＊　「調査法解剖」とは，警察等が取り扱う死体の死因又は身元の調査等に関する法律第 6 条に基づく解剖.

【参考】

	平成 19 年	平成 20 年	平成 21 年	平成 22 年	平成 23 年	平成 24 年	平成 25 年	平成 26 年	平成 27 年	平成 28 年
その他の解剖数	8,824	9,431	9,615	11,069	11,205	10,698	9,262	8,787	9,302	9,487

＊　警察が取り扱った死体について行われた解剖のうち，司法解剖及び調査法解剖（平成 25 年以降）以外の解剖数.

	平成 19 年	平成 20 年	平成 21 年	平成 22 年	平成 23 年	平成 24 年	平成 25 年	平成 26 年	平成 27 年	平成 28 年
解剖率（%）	9.5	9.7	10.1	11.2	11.0	11.1	11.3	11.7	12.4	12.7

＊　死体取扱総数のうち，司法解剖，調査法解剖（平成 25 年以降）及びその他の解剖が行われたものの占める割合.

	平成 19 年	平成 20 年	平成 21 年	平成 22 年	平成 23 年	平成 24 年	平成 25 年	平成 26 年	平成 27 年	平成 28 年
検視官数（人）	147	160	196	221	268	304	333	333	340	341

＊　検視官数は，それぞれの年の 4 月の人数.

b）法歯学の歴史

法歯学とは，東京大学の法医学教授であった古畑種基（1891-1975）によると，「法律上の問題で，歯学の力を借りなければ解決できないような事柄について，歯学上の知識または技術を応用して判定する学問」と定義されている．古畑は，歯科はその特殊性からか，医学の一部であるにもかかわらず一般医学とは独立して存在するように，法医学においても法歯学（歯科法医学）は独立して発展されなければならないとした．

法歯学の歴史は，キューバ生まれのOscar Amoëdoが1889（明治22）年の第1回国際歯科会議に参加し，フランスを拠点に活動を開始したのが主な始まりとされ，法医学に比べその歴史はるかに新しい．一方，日本では1890（明治23）年に高山紀齋が港区高輪に日本で最初の歯科医学校である高山歯科医学院（東京歯科大学の前身）を創立し，1894（明治27）年には小島原泰民がアメリカのCharles G. Garrisonが著した「Dental Jurisprudence」を「裁判歯科学」という形で紹介しており，ほぼその時期を同じくしている．この訳本が日本における法歯学の最初の教科書と考えられる．1900（明治33）年には，伝染病研究所の助手であった野口英世が東京歯科医学院（高山歯科医学院から改名）で，Amoëdoの論文から「年齢と歯科法医学」，「咬傷の法医学的関係」とする内容を紹介し，これは法歯学として日本で最初の大学講義とされている．

1985（昭和60）年8月12日，乗員乗客524人中520人が亡くなる日航機墜落事故が発生した．羽田空港発伊丹空港行のJAL123便で，離陸後まもなく垂直尾翼が破損し，群馬県御巣鷹山に墜落したものである．当時，延べ993名の歯科医師が歯科所見による身元確認にあたり，それまであまり注目をあびなかった法歯学が社会から認知されることとなった．その後，2004（平成16）年12月26日のスマトラ島沖大地震では，日本からDVI（Disaster Victim Identification）チームの一員として数名の歯科医師が身元確認作業にあたり，1995（平成7）年1月17日の阪神・淡路大震災では延べ159名，2011（平成23）年3月11日の東日本大震災では延べ2897名の歯科医師が身元確認に従事した．

このように，法歯学の主たる業務は歯科所見からの身元確認である．前述の2012（平成24）年成立の死因究明二法には，「身元確認における歯科医の役割やその人材育成の必要性」が明文化され，法医学と連携した法歯学の存在意義が明らかとなっている．

1-2　日本における死亡の現状

2016（平成28）年の人口動態統計によれば，わが国では1年間に100万3532人が出生したのに対して，127万3020人が死亡した．死亡数の年次推移をみると，昭和50年代後半から増加傾向となり，2003（平成15）年に100万人を超え，2011（平成23）年以降は120万人台となっている（図1-3）．

しかし，近年通常考えれば死亡しているはずの年齢の高齢者が全国に多数「生存」したままとなっているとし，死亡が十分に把握されていないという先進国では考えられない事態が起こっている．

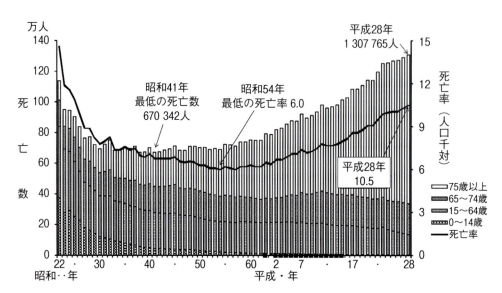

図1-3　死亡数及び死亡率の年次推移
〔厚生労働省人口動態統計〕

神奈川新聞の記事（2010年8月28日）

> *横浜市内では天保生まれの170歳が「生存」，戸籍に120歳以上2247人.*
>
> 戸籍上は「生存」とされる120歳以上の高齢者が全国で見つかっている問題で，横浜市内に本籍があり，戸籍上120歳以上の登録者が2247人に上ることが，同市の27日までの調査で分かった．最高齢は江戸時代末期の1840（天保11）年生まれの170歳の男性で現在の港北区に在籍となっている．いずれも住民登録を基にしている年金支給や介護保険サービスは受けていない．市は横浜地方法務局と協議し，死亡している可能性が高い高齢者の戸籍の管理適正化を進める方針．
>
> 内訳は，140歳以上75人，130〜139歳590人，120〜129歳1582人，区別では，中区，南区，西区，神奈川区，鶴見区の順に多く，それぞれ867人，703人，205人，175人，155人などとなっている．
>
> これらの戸籍が残っている要因について，市は（1）身元不明の死者のため本籍不詳により正当な本籍地に死亡届けができなかった，（2）関東大震災（1923年），横浜大空襲（1945年）で一家全員が死亡した，（3）関東大震災，横浜大空襲で焼失した戸籍を再製する際，内容が不正確だった，（4）（南米移民など）海外へ渡航—などと推定している．
>
> 死亡している可能性の高い高齢者の戸籍の消除は従来，行われてきたが，当該者の3親等の親族を調査し，全員の戸籍

> 謄本などの関係書類を添付して法務局あてに除籍の申請をするなど，作業に膨大な時間がかかるため，年間10件程度にとどまっているという．

現在の統計上の死亡の内訳は，75歳以上の高齢者の死亡数が，全死亡数の7割を超えている．死亡率性比（男の死亡率／女の死亡率×100）で，男女の死亡率を年齢（5歳階級）別に見てみると，全年齢階級で100以上となっており，15〜29歳と55〜79歳の各年齢階級では，男の死亡率が女の死亡率の2倍以上となっている（表1-3）.

第1位は悪性新生物で37万2801人（人口10万人対死亡率298.2），第2位は心疾患19万7807人（同158.2），第3位は肺炎11万9206人（同95.3），第4位は脳血管疾患，10万9233人（同87.4）となっている（図1-4）.

しかし，この死因についても悪性新生物に次いで心疾患が多いが，1994（平成6）年に厚生労働省より心不全，呼吸不全の診断名を記載せずに正確な死因を記載するように周知がなされた翌年に，心疾患を脳血管疾患が逆転する事態が生じた．発展途上国と異なり，

表1-3　性・年齢（5歳階級）別にみた死亡数・死亡率（人口10万対）・死亡率性比（平成28年）

年齢階級	死亡数（人）		死亡率		死亡率性比
	男	女	男	女	
総数	674 737	633 028	1 108.5	986.7	112.3
0〜4歳	1 351	1 267	54.0	53.0	101.9
5〜9	229	162	8.5	6.3	134.9
10〜14	254	186	9.1	7.0	130.0
15〜19	816	350	26.7	12.1	220.7
20〜24	1 471	612	48.6	21.3	228.2
25〜29	1 712	766	54.7	25.5	214.5
30〜34	2 226	1 128	62.2	32.6	190.8
35〜39	3 284	1 911	81.4	49.1	165.8
40〜44	5 834	3 426	120.2	73.0	164.7
45〜49	8 877	5 035	191.9	111.8	171.6
50〜54	12 522	6 953	319.5	180.0	177.5
55〜59	19 061	9 261	511.8	247.8	206.5
60〜64	33 463	14 759	838.7	359.5	233.3
65〜69	65 067	28 426	1 315.3	538.7	244.2
70〜74	72 532	35 292	2 110.9	896.4	235.5
75〜79	97 105	55 907	3 354.2	1550.8	216.3
80〜84	127 976	95 783	6 123.3	3113.9	196.6
85〜89	124 531	136 015	11 148.7	6326.3	176.2
90〜94	70 769	138 613	18 771.6	12624.1	148.7
95〜99	21 273	74 663	31 750.7	23627.5	134.4
100歳以上	4 015	22 414	44 611.1	39322.8	113.4

注：1）総数には年齢不詳を含む．
　　2）死亡率性比＝男の死亡率／女の死亡率×100

先進国で肺炎が死因の第3位になるとは考えにくく，基礎疾患で入院した高齢者が最終的に肺炎で死亡した，直接死因のみが死亡診断書に記載されていることが影響していると推測される．いずれにせよ，日本の死因統計自体が信用できるものであるか疑問が指摘されている（図1-5）．

死因統計は国全体の保健政策を決める上で非常に重要である．それは生命の質を担保する施策の前に，死因となる疾病に関してまず保健施策がなされることが最低レベルであり，その死因が正確に把握されていない現状では，どんな医療に限られた社会のリソースを集中すべきかもわからないからである。また，生存しているか否かが社会生活上重要な社会保障や相続等の法的な権力関係にも大きく影響する．

法医学は，まさにその死因を究明する重要な手段であり，最後の砦でもある．

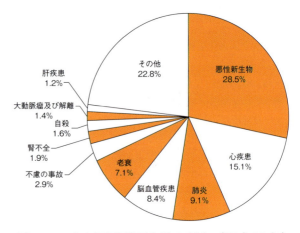

図1-4　主な死因別死亡数の割合（平成28年）
〔厚生労働省人口動態統計〕

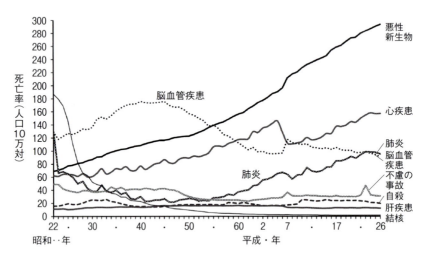

図1-5　主な死因別にみた死亡率の年次推移
〔厚生労働省人口動態統計〕

注：1）平成6・7年の心疾患の低下は，死亡診断書（死体検案書）（平成7年1月施行）において「死亡の原因欄には，疾患の終末期の状態としての心不全，呼吸不全等は書かないでください」という注意書きの施行前からの周知の影響によるものと考えられる．
　　2）平成7年の脳血管疾患の上昇の主な要因は，ICD-10（平成7年1月適用）による原死因選択ルールの明確化によるものと考えられる．

第2章

死因と解剖の種類

2-1 死因診断の重要性と困難性

a）日本の現状

第1章で述べたように，日本の死因究明制度が十分に機能していないことはわが国の死因統計を見てもわかる（図1-5）．

1994（平成6）年，厚生労働省が，死亡診断書及び死体検案書に「心不全」と記載するのは，心疾患の一つである心不全と診断された場合に限るとの周知をはかった途端に，心疾患と脳血管疾患の順位が逆転した．しかし，数年後にはまた同じ順位に戻っている．これだけでも日本において死因がきちんと診断されていないということは容易に理解できる．さらに，最近では江戸時代に生まれた人が除籍されておらず，全国で多数の死亡しているはずの「高齢者」が「生存」のままに扱われていることが判明し，死因ばかりか死そのものが把握されていないという現状が明らかになった．一人一人がいつ，どこで，どうやって死亡したかは，亡くなった本人だけでなくそれを取り巻く人たち，引いては国・社会全体にとって重要である．

b）死因診断の重要性—ある事例

ここで，お互い前配偶者との間に子どもがあり離婚歴がある夫婦が，夫婦喧嘩の上，夫が妻を殺害した後に家に放火し，夫は自殺した事案を例にとってみる（図2-1）．

①まず亡くなった当人達を考えると，夫は自分で火を放っているので自殺で処理されるのは妥当であるが，不慮の外因死（事故）で処理されるのには問題があろう．妻は殺害されたので他殺であって，不慮の外因死もしくは自殺とされて処理されるのはもってのほかであろう．個人のレベルでは当然それはあってはならないと思うであろう．

②次に周囲の家族について考えると，殺害された妻の子供については，母親が殺害されるのはもってのほかと考えるであろう．しかし，それだけではない．もし，夫の死因が正確に診断されないと妻が先に亡くなった場合に遺産や保険金は夫にも配分されるために，その後の夫の死亡により夫の子供達の取り分が生じ，妻の子供達の取り分は少なくなる．つまり殺人者とその遺族に取り分が生じ，被害者の遺族の取り分が少なくなるという，全く納得のできない事態になる．

③社会的には，犯罪死に対して不慮の外因死や自殺という誤った判断をすることになれば，問題である．自殺の方法が放火であれば延焼など近隣の人々にも大きな問題を引き起こす．

c）死因の競合

このように，死因の影響は当事者にとどまらないためその究明は非常に重要である．しかし，現実に死因を診断する際には複数の死因が考えられ，1つに絞ることが非常に困難な状況が生じる．このようにいくつかの死因に関する異変が死体に認められたときに，これらを「死因が競合」しているという．この死因の競合の概念は錫谷徹著の「法医診断学」（南江堂，1972）

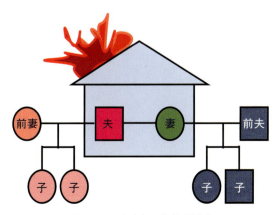

図2-1 事例の家族関係

に詳しい.

死因の競合の場面は次の4つに大分される.

①死因の共同

一個体に2つ以上の異変が認められ,それらが共同して死因を形成していると考えられるときである.たとえば,一個体に橈骨動脈と尺骨動脈が両方とも損傷している場合に,これらの2つの動脈からの出血が共同して死を惹起したといえる.

②死因の連合

一個体に1つの異変が発生し,それがさらなる異変を引き起こした結果死が惹起する場合に,これらの死因は連合しているという.たとえば,肺損傷から気道内出血を起こして吸引性窒息を起こす場合が良い例である.

③死因の競存

一個体に2つ以上の致死的な異変が認められ,そのうち1つを優先して死因とすることができる場合を死因が競存しているという.たとえば,一個体に脳損傷と肝損傷が認められる場合に,脳損傷が肝損傷よりも迅速に死を惹起したと考えられる場合である.

④死因の共存

一個体に2つ以上の致死的な異変が認められ,いずれもが死因となり優先させることが困難な場合,死因が共存しているという.たとえば,一個体に脳損傷と心臓損傷が認められる場合は,いずれも死因となりうる異変であり,かついずれかを優先させることができないことから,両者が死因となる.火災現場での死亡の場合には一酸化炭素の飽和度も高く,かつ全身の火傷・熱傷も高度であり,これらの死因が共存している場合がままある.このような場合には,両者を統合した新たな"焼死"という死因をつける.

d) 死因の診断の困難性

この死因の競合の概念で最も大切なことは,死因は1つとは限らず,死因を診断するのは時として非常に難しいということである.

わが国のシステムでは,病院外等で死体が発見されると,通常は通報された警察官が急行し,代行検視(刑事訴訟法第229条2項,検視規則第5条)が行われる.検視では外表から事件性や身元が主に検査される(検視規則第6条).検視の後に事件性がないと判断されると,警察官により死因・身元調査が行われ(死因・身元調査法第4条,5条),身元確認や公衆衛生上の目的で死体が検査される.その後,検視および死因・身元調査に立ち会った警察嘱託医(検視規則第5条,死因・身元調査法第4条,5条)等が死体検案(医師が外表から死因を診断すること)を行い,死体検案書が発行され(医師法第20条),死体は埋葬へと送られる.

検視によって事件性が疑われる場合には,司法解剖が大学の医師等に嘱託される.死体検案で死因が不明の場合には,監察医制度施行区域では監察医による解剖(死体解剖保存法第8条),監察医制度施行区域外では承諾解剖(死体解剖保存法第7条)または,死因・身元調査法による解剖(死因・身元調査法第6条)によって死因究明がなされ,最終的に死体検案書が発行され,死体は埋葬へと送られる.解剖に関しては次項2-2に詳細がある.

近年は,医療の高度化と高齢化によって慢性疾患を持つ場合が普通であるため,死因の判定は困難を極める.生者における疾病ですら多数の高度な診断機器や血液検査などを駆使して診断する時代であるのに,物言わぬ死者の死因診断が外表検査で完結するはずはない.まして医学的知識のない警察官が事件性に密接に関係する死因を判断できるはずもない.ここに日本の死因究明システムの大きな欠点がある.

【刑事訴訟法】

第229条 変死者又は変死の疑のある死体があるときは,その所在地を管轄する地方検察庁又は区検察庁の検察官は,検視をしなければならない.

2 検察官は,検察事務官又は司法警察員に前項の処分をさせることができる.

【検視規則】

(検視の代行)

第5条 刑事訴訟法第229条第2項の規定により変死体について検視する場合においては,医師の立会を求めてこれを行い,すみやかに検察官に,その結果を報告するとともに,検視調書を作成して,撮影した写真等とともに送付しなければならない.

(検視の要領)

第6条 検視に当つては,次の各号に掲げる事項を綿密に調査しなければならない.

1 変死体の氏名,年齢,住居及び性別
2 変死体の位置,姿勢並びに創傷その他の変異及び特徴
3 着衣,携帯品及び遺留品
4 周囲の地形及び事物の状況
5 死亡の推定年月日時及び場所
6 死因(特に犯罪行為に基因するか否か.)
7 凶器その他犯罪行為に供した疑のある物件
8 自殺の疑がある死体については,自殺の原因及び方法,教唆者,ほう助者等の有無並びに遺書があるときはその真偽
9 中毒死の疑があるときは,症状,毒物の種類及び中毒するに至つた経緯

2　前項の調査に当つて必要がある場合には，立会医師の意見を徴し，家人，親族，隣人，発見者その他の関係者について必要な事項を聴取し，かつ，人相，全身の形状，特徴のある身体の部位，着衣その他特徴のある所持品の撮影及び記録並びに指紋の採取等を行わなければならない．

【警察等が取り扱う死体の死因又は身元の調査等に関する法律】

（死体発見時の調査等）

第4条　警察官は，その職務に関して，死体を発見し，又は発見した旨の通報を受けた場合には，速やかに当該死体を取り扱うことが適当と認められる警察署の警察署長にその旨を報告しなければならない．

2　警察署長は，前項の規定による報告又は死体に関する法令に基づく届出に係る死体（犯罪行為により死亡したと認められる死体又は変死体（変死者又は変死の疑いがある死体をいう．次条第3項において同じ．）を除く．次項において同じ．）について，その死因及び身元を明らかにするため，外表の調査，死体の発見された場所の調査，関係者に対する質問等の必要な調査をしなければならない．

3　警察署長は，前項の規定による調査を実施するに当たっては，医師又は歯科医師に対し，立会い，死体の歯牙の調査その他必要な協力を求めることができる．

（検査）

第5条　警察署長は，前条第1項の規定による報告又は死体に関する法令に基づく届出に係る死体（犯罪捜査の手続が行われる死体を除く．以下「取扱死体」という．）について，その死因を明らかにするために体内の状況を調査する必要があると認めるときは，その必要な限度において，体内から体液を採取して行う出血状況の確認，体液又は尿を採取して行う薬物又は毒物に係る検査，死亡時画像診断（磁気共鳴画像診断装置その他の画像による診断を行うための装置を用いて，死体の内部を撮影して死亡の原因を診断することをいう．第13条において同じ．）その他の政令で定める検査を実施することができる．

2　前項の規定による検査は，医師に行わせるものとする．ただし，専門的知識及び技能を要しない検査であって政令で定めるものについては，警察官に行わせることができる．

3　第1項の場合において，取扱死体が変死体であるときは，刑事訴訟法（昭和23年法律第131号）第229条の規定による検視があった後でなければ，同項の規定による検査を実施することができない．

（解剖）

第6条　警察署長は，取扱死体について，第3項に規定する法人又は機関に所属する医師その他法医学に関する専門的な知識経験を有する者の意見を聴き，死因を明らかにするため特に必要があると認めるときは，解剖を実施することができる．この場合において，当該解剖は，医師に行わせるものとする．

2　警察署長は，前項の規定により解剖を実施するに当たっては，あらかじめ，遺族に対して解剖が必要である旨を説明しなければならない．ただし，遺族がないとき，遺族の所在が不明であるとき又は遺族への説明を終えてから解剖するのではその目的がほとんど達せられないことが明らかであるときは，この限りでない．

3　警察署長は，国立大学法人法（平成15年法律第112号）第2条第1項に規定する国立大学法人，地方独立行政法人法（平成15年法律第118号）第68条第1項に規定する公立大学法人，私立学校法（昭和24年法律第270号）第3条に規定する学校法人その他の法人又は国若しくは地方公共団体の機関であって，国家公安委員会が厚生労働大臣と協議して定める基準に該当すると都道府県公安委員会が認めたものに，第1項の規定による解剖の実施を委託することができる．

4　前条第3項の規定は，第1項の規定により解剖を実施する場合について準用する．

【医師法】

第20条　医師は，自ら診察しないで治療をし，若しくは診断書若しくは処方せんを交付し，自ら出産に立ち会わないで出生証明書若しくは死産証書を交付し，又は自ら検案をしないで検案書を交付してはならない．但し，診療中の患者が受診後24時間以内に死亡した場合に交付する死亡診断書については，この限りでない．

【死体解剖保存法】

第7条　死体の解剖をしようとする者は，その遺族の承諾を受けなければならない．ただし，次の各号のいずれかに該当する場合においては，この限りでない．

1　死亡確認後三十日を経過しても，なおその死体について引取者のない場合

2　二人以上の医師（うち一人は歯科医師であつてもよい．）が診療中であつた患者が死亡した場合において，主治の医師を含む二人以上の診療中の医師又は歯科医師がその死因を明らかにするため特にその解剖の必要を認め，かつ，その遺族の所在が不明であり，又は遺族が遠隔の地に居住する等の事由により遺族の諾否の判明するのを待つていてはその解剖の目的がほとんど達せられないことが明らかな場合

3　第2条第1項第3号，第4号又は第7号に該当する場合

4　食品衛生法第59条第2項の規定により解剖する場合

5　検疫法第13条第2項後段の規定に該当する場合

第8条　政令で定める地を管轄する都道府県知事は，その地域内における伝染病，中毒又は災害により死亡した疑のある死体その他死因の明らかでない死体について，その死因を明らかにするため監察医を置き，これに検案をさせ，又は検案によつても死因の判明しない場合には解剖させることができる．但し，変死体又は変死の疑がある死体については，刑事訴訟法第229条の規定による検視があつた後でなければ，検案又は解剖させることができない．

2　前項の規定による検案又は解剖は，刑事訴訟法の規定による検証又は鑑定のための解剖を妨げるものではない．

2-2　死因究明ツールとしての解剖

　わが国の解剖制度には，大きく分けて3種類がある．1つ目は学生教育に関わる系統解剖である．2つ目は，病院において疾病の原因の解明や病態の把握のために行われる病理解剖である．そして，3つ目に死因究明のために行われる法医解剖がある．

　法医学の解剖には，①事件の解明のために行われる司法解剖，②公衆衛生目的で行われる監察医解剖（死体解剖保存法8条），③承諾解剖（死体解剖保存法7条）がある〔後2者をあわせて行政解剖（広義）と呼ばれる〕．そして，平成24年成立し平成25年4月に施行された警察等が取り扱う死体の死因又は身元の調査等に関する法律による解剖がある（調査法解剖または新法解剖と言われる）．この解剖が行政解剖に分類されるかは決まっていない．

a）司法解剖

　裁判所の鑑定嘱託を基本とするが（刑事訴訟法第165条，168条），現実には，ほとんどが犯罪捜査の過程で嘱託されるために，刑事訴訟法第223条，225条に基づいて，検察官や司法警察職員（通常は警察署長）からの鑑定嘱託（鑑定嘱託書）（図2-2）に基づき，裁判所により令状（鑑定処分許可状）（図2-3）が発行されて行われている．遺族の承諾はわが国では不要であるが，先進諸国でも不要とするところが多い．これは，歴史的に殺人事件は家族内で起こることが多く，遺族に承諾を求めると，解剖を拒否されて殺人事件で最も重要な死因に関する情報が得られなくなることに由来する．殺人事件の他に，傷害致死や業務上過失致死などの犯罪捜査として行われることが多い．

　嘱託書には鑑定項目が記載され，執刀医は最終的には嘱託項目に答える形で鑑定書を提出するのが常識となっているが，鑑定書の提出期限は定められておらず，また鑑定書の提出義務や保管義務も定められていないため，鑑定書を提出しない執刀医がいることが問題視されている．鑑定嘱託書が提出されないと捜査や裁判に支障をもたらすこともあるため，捜査員が執刀医から供述調書を取ったり，捜査員の書いた解剖立会報告書が裁判上の資料として用いられることがある．

　また，裁判では鑑定内容に際して鑑定人に詳細を聞くために，鑑定人は直接証人出廷を求められることがある．この場合には，証人召喚状（図2-4）が送付され，出廷が義務付けられる．

　身元不明である場合の歯科所見から特定する場合は図2-5に示すような歯牙鑑定嘱託書が発行される．

　司法解剖には，原則，嘱託者である都道府県警察を介して警察庁から国費が支弁される．東京では東京地方検察庁が嘱託者であるため，東京地方検察庁から国費が支弁される．

　警察庁は，当面10%，将来的には20%の解剖率を目指すとしていたが，多数の犯罪見逃しの批判をうけて15年程前に全国で3億円程度であった司法解剖の費用が，40億程度に膨らんだことから，事実上その目標は撤回され，費用の圧縮と司法解剖の絞り込みに躍起になっている．

b）「警察等が取り扱う死体の死因又は身元の調査等に関する法律」に基づく解剖（調査法解剖）

　最近始まった「警察等が取り扱う死体の死因又は身元の調査等に関する法律」に基づく解剖は「新法解剖」または「調査法解剖」と呼ばれ，警察署長の権限で遺族の承諾なしに（ただし事前の説明義務あり），死因がわからないときに行われる解剖である（図2-6）．しかし「死因を明らかにするため特に必要があると認めるとき」がどんなときか規定されていないのに加え，いわゆる「できる」規定であって強制ではないので，死因究明が進まないのではないかとの指摘がある．

　調査法解剖の費用は国費から6万円程度支給されるが，その他の費用は地方自治体で支払わなくてはならない．自治体の財政状態や方針によって費用が地域で大きく異なる状況が生まれている．

c）行政解剖

　行政解剖の費用は，都道府県が，原則支弁する．東京都と他の都道府県では財政の余裕が異なるため，一体あたりに支弁される費用は様々である．監察医が記載した死体検案書発行代金に関しても東京都では1通目が無料なのに対して，大阪府では11,800円となっている．神奈川県では長い間解剖費用に関しても全額遺族負担となっており，これまで費用を負担してこなかった．同じ死因究明であっても自治体によって遺族の費用負担が異なるという事態になっている．

　承諾解剖は，監察医制度が施行されていない地域で行われている解剖であるが，原則自治体がその費用を負担する．遺族の承諾をとった上で解剖が委託される（図2-7）．自治体は財政難であることから支弁される費用は少なく，必要な解剖や検査が十分できない状態である．

解剖関連法の条文を以下に示す．

【刑事訴訟法】
第 165 条　裁判所は，学識経験のある者に鑑定を命ずることができる．

第 168 条　鑑定人は，鑑定について必要がある場合には，裁判所の許可を受けて，人の住居若しくは人の看守する邸宅，建造物若しくは船舶内に入り，身体を検査し，死体を解剖し，墳墓を発掘し，又は物を破壊することができる．
2　裁判所は，前項の許可をするには，被告人の氏名，罪名及び立ち入るべき場所，検査すべき身体，解剖すべき死体，発掘すべき墳墓又は破壊すべき物並びに鑑定人の氏名その他裁判所の規則で定める事項を記載した許可状を発して，これをしなければならない．
3　裁判所は，身体の検査に関し，適当と認める条件を附することができる．
4　鑑定人は，第 1 項の処分を受ける者に許可状を示さなければならない．
5　前 3 項の規定は，鑑定人が公判廷でする第 1 項の処分については，これを適用しない．
6　第 131 条，第 137 条，第 138 条及び第 140 条の規定は，鑑定人の第 1 項の規定によつてする身体の検査についてこれを準用する．

第 223 条　検察官，検察事務官又は司法警察職員は，犯罪の捜査をするについて必要があるときは，被疑者以外の者の出頭を求め，これを取り調べ，又はこれに鑑定，通訳若しくは翻訳を嘱託することができる．
2　第 198 条第 1 項但書及び第 3 項乃至第 5 項の規定は，前項の場合にこれを準用する．

第 225 条　第 223 条第 1 項の規定による鑑定の嘱託を受けた者は，裁判官の許可を受けて，第 168 条第 1 項に規定する処分をすることができる．
2　前項の許可の請求は，検察官，検察事務官又は司法警察員からこれをしなければならない．
3　裁判官は，前項の請求を相当と認めるときは，許可状を発しなければならない．

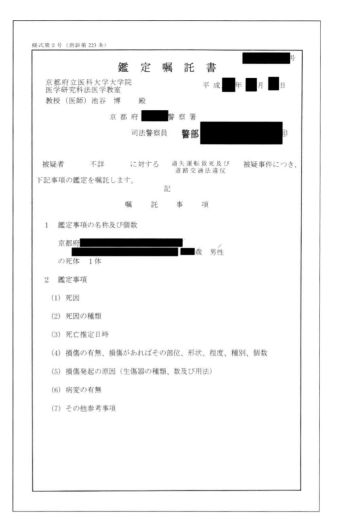

図 2-2　鑑定嘱託書

12　第2章　死因と解剖の種類

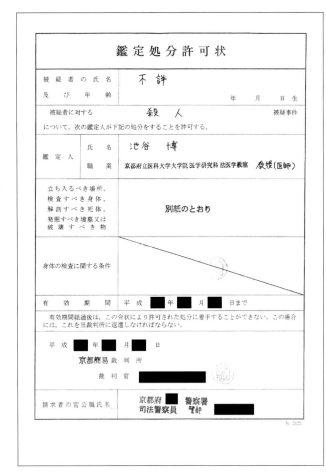

図2-3　鑑定処分許可状

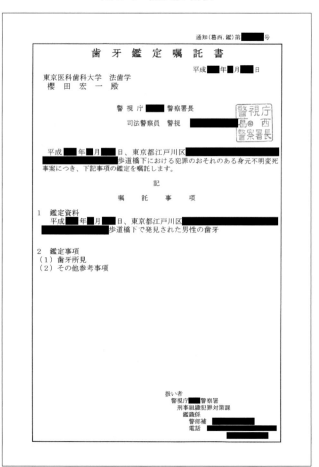

図2-4　証人召喚状

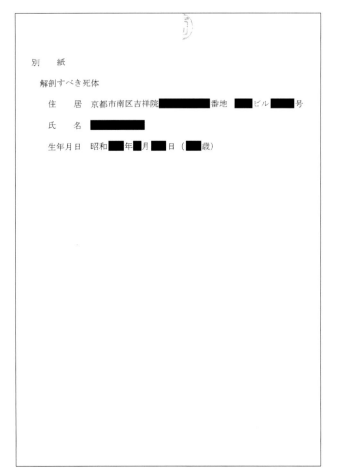

図2-3　鑑定処分許可状（別紙）

図2-5　歯牙鑑定嘱託書

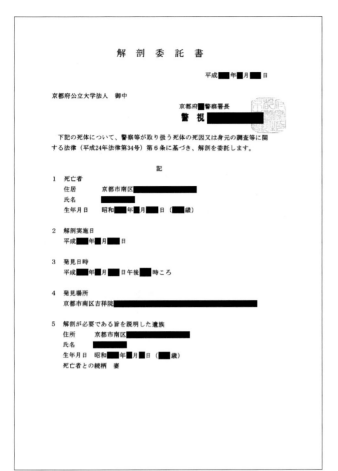

図 2-6　解剖委託書

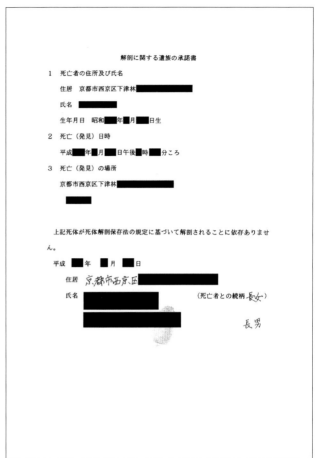

図 2-7　解剖に関する遺族の承諾書

死体の事件性と死因診断

　わが国では，江戸時代の制度を引きずり，解剖の要否の判断は「事件性」の観点から警察官が判断する．

　検視官は現場たたき上げの40から50代の警察官が就くことが多い．彼らは捜査のスペシャリストである．検視官に就任すると，一度警察大学校に入校し，2ヵ月程度の教養と実地の研修を受ける．その中では法医学の講義がなされることは言うまでもない．法医学の講義は大学教授が持ち回りで担当する．

　一方で，医学部は卒業するまで6年間かかる．さらに臨床の基本的な知識と手技を得るために2年間の臨床研修が課されているので，一人前の医師になるには8年かかるといってよい．

　では，果たして検視官は犯罪の有無を見極める上でどの程度死因を診断できるのであろうか？

　病院に行くと医師は視診や問診，触診などの診察だけでなく，血液検査や，画像検査などのさまざまな検査を駆使して，診断にたどり着くのが当たり前である．検視には医師の立ち会いを求めることになっているが，死者には検査どころか問診もできないのに，視診と触診で「死因が診断できる」のである．

　このような状況が社会問題になっていないのはまさに驚きである．

　警察庁は犯罪見逃しの発覚によって検視官を増員してきた．死因診断よりも事件性の診断に重きを置いた施策であることは明らかだ．果たしてこれは効果があったのだろうか？　県によっては積極的にCTを使った画像検査や心臓血採取による薬物検査を実施している．このような検査の充実が全国的に画られるべきと考えられる．

第3章
外表所見

　外表所見（external examination）は，法医学では非常に重要である．それは現在の日本のシステムでは，死亡状況の捜査結果と共に外表所見により犯罪の有無が決定されるからである．

　近年，遺体の画像検査に関して財政支出が認められるようになり，CTなどにより遺体の内部に損傷や病変がないかどうかを確認することができるようになったが，死後画像の診断基準が確立したとは言えず，診断の正確性に疑問がある症例も少なからず存在する．

　また，すべての異状死体について画像検査を施行することは，人員や設備の面から言っても困難であろう．

3-1　身長，体重，体格，栄養状態　height, weight, build, nutritional status

　最も基本的な情報である．これらは，死体現象の進みやすさに影響するからである．また，過度の肥満やるいそうは，死因になりうる疾病に罹患していたことを示唆する場合がある．

3-2　皮膚の色　skin color

　皮膚の色は，黄疸のように，臓器障害の1つの症状としてとらえることができる．また，打撲痕や絞頸で顔面がうっ血し，赤紫色調を呈することがある等，部分的に皮膚の色が異なる場合もある．

3-3　死斑　hypostasis

　死亡により循環が停止した影響で，赤血球が重力に従い血管の走行に沿って沈んでいくことにより，皮膚に斑状の変色が出現する（図3-1）．仰臥位では背面に，腹臥位では前面に生じる．死後2〜3時間で最下部に出現し，4〜6時間までは体位を変換すると変換した体位の最下部に移動したり（移動性死斑），指で押すと圧排される（図3-2）．死後約12時間を超えると自

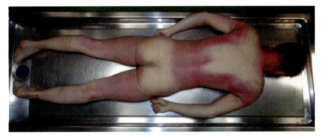

図3-1　死斑

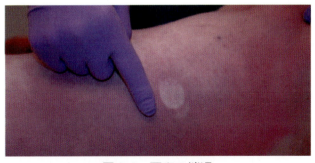

図3-2　死斑の消退

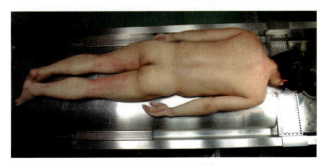

図3-3　失血死例

家融解による溶血により血管周囲に血色素が染着し，死斑は体位の変換により移動しなくなったり，指等で圧排されなくなる．失血死の際には死斑がほとんど認められないことがある（図3-3）．

死斑の色は，一酸化炭素中毒や凍死時には鮮紅色に，硫化水素中毒時には緑色になるなど，死因と関連する場合もあるが，死斑の色調のみでの判断は難しい．

3-4 死体硬直　rigor mortis

死後，全身の筋肉が硬直し関節が硬くなる現象である．一般に死後2～3時間で始まるとされ，小さい筋肉から大きい筋肉に広がって進み，顎のあたりから硬直し始め下方向へ広がっていくと言われている．通常約半日程度で最高潮に達し，2～3日で緩解する．温度などの環境の影響を受け，冬期には硬直の進行と緩解はゆっくりしており，夏期には早く緩解に達するとされる．また，筋肉質の多い若年者の男性では早く，高度に発現し，筋肉量が少ない高齢の女性等では発現が弱いとされる．

死体硬直の機序は完全には明らかになっていないが，死後ATP（アデノシン三リン酸）の枯渇と共にアクチンとミオシンの筋収縮・弛緩機構が停止することで硬直が発現し，その後自家融解が起こり，硬直が緩解するという説が有力とされている．硬直の程度は非常に強く，ごく一般の人でも頭と足だけで橋のように身体全体を支えられる程になる．また，硬直は骨格筋だけでなく，立毛筋や心筋などにも認められる．

「弁慶の立ち往生」や戦前の尋常小学校の教科書の「正平さんのラッパ」の話のように，生前において極度の筋緊張状態がある場合に，死後直ちに全身に硬直が発現する強直性硬直（instantaneous rigor）が認められることがあるという．

3-5 深部体温（直腸温）
body temperature (rectal temperature)

通常，体温が外気温より高い場合は，死後体温産生が停止すると同時に一定の割合で外気温に近づいていく．一般的に深部体温の測定は，死後経過時間を推定する上で最も重要な指標の1つである．しかし，他の指標と同様に，気温や日当り，風通し，着衣の状態，肥満度や死因等に大きく影響される（図3-5）．

体温による死後経過時間の計算方法にはいくつかあるが，最も簡潔な算出方法として，春秋期には普通の体格の人は半日までは1時間あたり1℃体温が降下し，半日以上経過した場合には1時間あたり0.5℃体温が降下するとして計算する方法がある．冬期にはこれに1.4をかけ，夏期には0.7をかける．

体温による死後経過時間の推定は，時間が経過するとともに誤差が大きくなるため，体温の測定はできるだけ遺体の発見直後に行われるのが好ましい．また，時間を置いて何回か測定することにより，死後経過時間の判定精度が高まるとされる．直腸温だけではなく，鼓膜の温度を測定する方法等も報告されている．

深部体温は通常37℃から死後下降するが，熱中症，覚醒剤中毒，悪性症候群，頭蓋内出血，感染症などでは死亡時の深部体温が37℃より高いことがある．また，

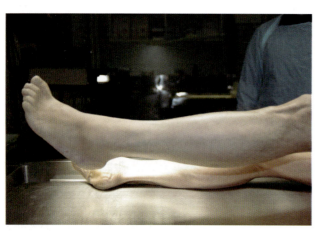

図3-4　硬直

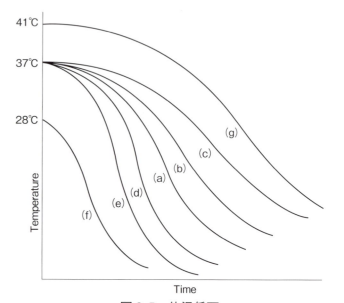

図3-5　体温低下

(a) average body（平均体格）
(b) obese body（肥満）
(c) heavily clothed body（厚着）
(d) thin body（やせ）
(e) naked body（裸体）
(f) hypothermic body（低体温）
(g) febrile body（高熱）

低体温死では死亡時に37℃より低いこともあるので注意が必要である．

3-6 身体各部位の記載

a）頭部

①頭髪：長さや，色，染色の有無などの情報は，個人識別などの捜査上重要となることがある．
②左右の耳介：耳の後ろ側等に損傷が隠れていることがある．また，子どもの虐待症例等のときに，耳介を牽引されるなどで耳介付着部に損傷が認められる場合がある．
③左右の外耳道：頭蓋底骨折等のときに耳出血が認められることがある．特に左右方向から頭部に外力が加わることで生じる横骨折でみられる（図3-6）．

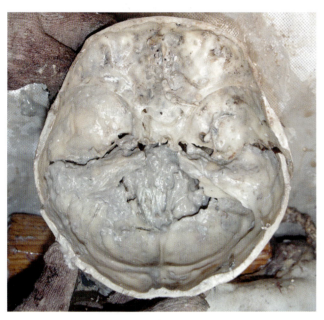

図3-6　横骨折

④その他：耳介の後ろの皮膚に，頭蓋底骨折の際の乳様突起などからの出血等で，出血斑が認められることもある（Battle sign）（図3-7）．また，頭頂部の損傷は，自損転倒ではまれであることも注意する．

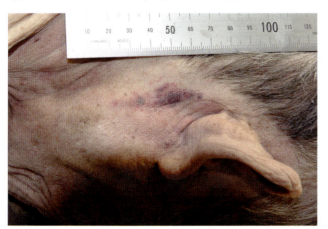

図3-7　Battle sign

b）顔

①眼瞼の性状
- 眼瞼の皮膚が紫色に変色している場合は，頭蓋底骨折を来している可能性がある（眼鏡血腫）（図3-8）．眼瞼結膜の貧血やうっ血・溢血点，黄疸などが認められないか，よく観察する．

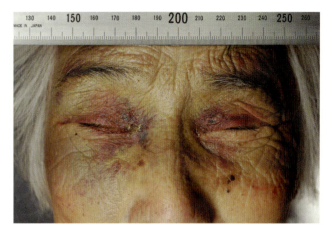

図3-8　眼鏡血腫

- 溢血点は，眼球・眼瞼・結膜だけでなく，口腔粘膜や顔面の皮膚にも出現することがある．大きさを，蚤刺大，針刺大，麻実大などと表し，大きいものは溢血斑と記載する．溢血点の発現機序は，血圧の上昇や血液のうっ滞と充血による毛細血管の破綻などであると考えられている．頸部圧迫の特異的所見ではない．生前に目をこすって生じることもある．

②角膜の混濁（図3-9）
- 死後経過を推定する重要な指標の1つである．死後半日位までは透明であるが，徐々に白濁し，2～3日経過すると眼球内が透見できなくなる．混濁の機序は完全には解明されていないが，角膜の層構造が死後に変化することにより混濁すると言われている．高温時や開眼時には早く進む．角膜は，その他代謝性疾患（ウィルソン病など）や，加齢変化など死後変化以外の様々な情報をもたらす．

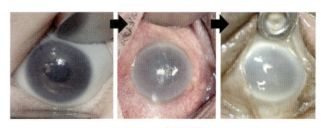

図3-9　角膜混濁

- 瞳孔の不同や位置，大きさが死因に関係すること

あるので注意する.

③眼球の硬度

- 通常,死後数日を経過すると眼球硬度が低下し,数週間を経過すると眼球は陥凹する.また,緑内障等の場合には眼球硬度が上昇している場合があり,眼球硬度は死後経過だけでなく疾病にも関連する場合がある.

④鼻骨の骨折

- 一般に,鼻は顔面より突出しており,鼻骨は薄いので骨折しやすい.自然に骨折することはなく,外傷であることは間違いないが,生前損傷か死後損傷かを周囲の出血等により鑑別することが重要である.

⑤鼻腔内

- 頭蓋底骨折等の場合には,鼻出血が認められる場合がある.また,時には嘔吐物や火災時の煤が鼻腔内に認められることもある.死後の検視等で遺体を動かしている間に流入することもあるので注意が必要である.

⑥口や口唇の性状

- 口唇の色調や,乾燥の有無等を確認する.顔面を打撲することで,口唇や口唇周囲に,歯牙や義歯による損傷を認めることもある.

⑦舌の性状

- 頚部圧迫の際に,舌が前方に突出している場合がある.咬舌や舌表面に異常がないかも確認する.

⑧口腔粘膜の性状,口腔内容物

- 口腔内に食物やその他の異常な内容物がないか,また口腔粘膜に損傷等がないか確認する.
- 虐待における上唇小体損傷がおこることがあるので注意する.
- 硬直が高度に発現する遺体では,開口が困難なため,解剖後半でないと口腔内が確認できないことがある.腐敗が進行した遺体では,口腔内に脱落歯が認められることがある.

⑨歯牙の性状

- 歯牙に損傷がないか確認する.歯牙の性状は,個人識別以外に拒食症による嘔吐の際の歯牙の胃酸による腐食,小児のネグレクトによる歯牙無治療など,疾病や死の背景因子を明らかにする場合もある.
- 身元不明死体の場合には,死後記録としての歯科所見はきわめて重要になることから,歯科医による詳細な所見採取は,頭蓋冠が外されて脳が摘出され,心臓,肺,さらには頚部器官が取り出された後が視野が確保しやすく望ましい.歯科所見採取の仕方については,第8章を参照.

⑩顎骨の骨折の有無

- 上顎骨,下顎骨の骨折の有無,またその周囲の軟組織の出血の有無を確認する.下顎骨の場合には,顎関節に脱臼や損傷があるかどうかも確認する.
- 骨折は硬直などで一見するとわからないことがあるが,生前の損傷であれば骨折部近傍の筋肉や粘膜,皮下組織に出血が認められるので注意する.下顎骨は一般的にかなりの力が加わらないと骨折しない.

c）頚部

- 索条痕や圧痕などの有無を検査する.索条痕はどのような幅の,どのような性状の索条物が頚部に何回巻かれていたのか,索条物の結束はどこにあったかなどを考えながら,左右の側頚部,前・後頚部での位置を含めて正確に所見を取る.頚の周囲径を測定しておくとよい.
- 手指などによる頚部圧迫が考えられる場合には,指や爪の圧痕により,手が頚部に対してどのようにおかれていたのかを考えながら正確に所見をとる.
- 頚部圧迫の所見は必ず残っているものではなく,強さや時間などによりはっきりと残らないことも多いので,とにかく丁寧に所見をとっておくことが大切である.
- 頚部の静脈の怒張は,溺死の際にも認められることがあるが,これは一般に頚部の静脈は皮膚の直下を走っていることや頚部の静脈には弁がないために,うっ血した場合にはその怒張を外表から観察できることから言われている.
- しかし,短絡的に怒張があるから溺死とはせず,死亡状況や頚部の静脈怒張の機序を考え,その他の所見もあわせて死因を推定するべきである.

d）胸腹部

- 胸郭の変形や肋骨骨折が触知できるか確認する.肺気腫等の疾病を持った遺体では樽状胸の場合もある.また,重度の漏斗胸は,胸腔内臓器の機能に影響することがある.片側の緊張性気胸では皮下気腫の外に胸郭の左右差が見られることがある.
- 蘇生行為を受けた遺体では,胸部正中に圧迫痕が認められたり,肋骨骨折が触知されることがある.
- 蘇生行為により肋骨の前面は骨折するが,背面が骨折することはまれである.
- 腹部の陥凹や膨隆の記載.腸管ガスなどの空気の貯留か腹水などの液体の貯留かを確認する必要がある.腐敗進行例では,腹腔内に腐敗ガスが貯留し,腹壁が緊満することがある.
- 皮下気腫の存在の確認(握雪感)は,腐敗の進行の他にも,蘇生行為中の陽圧換気等によっても生じるので注意が必要である.

e）背面

- 背面の皮膚は他の部位に比べて厚いことが多く，外表で何もないからといって，皮下の確認を怠ると，外傷を見逃すことがある．
- 特に事件性が考えられる司法解剖においては，背面の皮膚を切開剥離して皮下組織や筋肉の状態を確認することは必須である．
- また，仙骨部には褥創が見られることもある．

f）四肢

- 肩や肘，膝関節や外踝周囲などの突出部に表皮剥脱や変色斑，皮下出血ができやすいが，暴行を受けた際には突出部以外にも認められることがあるので注意が必要である．特に上肢，下肢の内側に出血斑等の外傷がある場合には，転倒などでは説明がつかないことが多い．
- また，前腕の背側面や手掌部などには，他者からの外力を避けるときに生じた防御創が認められることがある．効き手と反対側の手関節前面などには，自傷による損傷を認めることもある．死亡状況と創の性状や場所などを総合して解釈する．行きすぎた推論は避ける．
- 大腿骨頸部などに骨折がある場合には，左右の下肢長に違いが認められたり，下肢の向きが左右で異なったりするので注意が必要である．
- 交通事故で認められる下腿のバンパーによる損傷などでは，足底からの高さを測っておくとよい．轢過損傷の場合は，バンパーによる損傷はなく，タイヤの乗り上げによるデコルマン（剥皮創）を認めることがある（図3-10）．これは外表からは判別困難である．交通事故の場合はできるかぎり皮切を行い，皮下を確認すべきである．

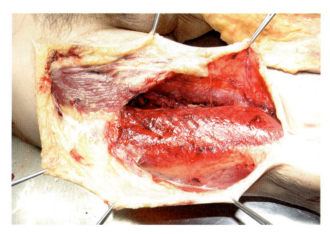

図3-10　デコルマン

- 状況から感電が疑われる場合は，四肢に電流斑が認められることがあるので，注意して観察する（図

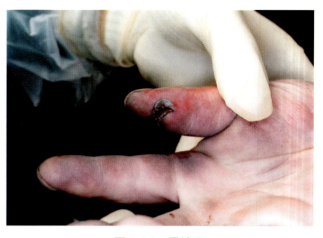

図3-11　電流斑

3-11）．

- 腐敗が進行した遺体では，表皮は剥離し，皮膚の色調は汚穢色を呈することから変色斑がわかりにくい．切開して皮下に血液の膠着があるかどうかを確認するのが重要である．
- 水中死体などでは，手指の瓢拇皮化や蟬脱が認められることがある（3-9．水中死体の外表所見の項を参照）．

g）外陰部

- 外陰部では，一般に陰毛の長さや色などをはじめに観察する．これは年齢の指標になる他，毛尖部の形状は個人の特徴を示す場合がある．
- 女性では，性犯罪などにより外陰部に損傷が認められる場合がある．

h）肛門周囲

- 肛門周囲の脱糞や痔核の有無などを検査する．
- また，付着していた便の性状（タール便，血便など）を観察する．

3-7　晩期死体現象
late postmortem changes

現代は，ほとんどの遺体が比較的早期（数日以内）に発見されるが，中には日数が経過して発見される遺体もある．その場合，前項までに記載した死斑の発現と固定，死後硬直，角膜の混濁，直腸温の低下などの様々な死体現象はすでに進行してしており，それらの所見から死亡時期を特定することは困難である．これらの遺体では以下に挙げる特別な死体現象（晩期死体現象）から死亡時期の推定が行われている．

a）自家融解　autolysis

- 自家融解とは，臓器組織・細胞のレベルで死が訪れたときに，自身が持つ消化酵素により自分自身の臓器組織・細胞が消化分解されていくことを意味する．これは腐敗現象とは異なり，微生物とは無関係に死亡直後から始まる．
- 自家融解は全ての臓器組織・細胞に起こるが，早くから進行する臓器の代表例として胃壁や膵臓が知られている．胃粘膜はときには消化されて解剖時に容易に穿孔する状態になることもある．顕微鏡レベルでは細胞は膨化し核が消失する．

b）腐敗　putrefaction

- 腐敗は，死後に遺体が微生物の作用によって分解されていくことである．腐敗現象は，初期では腸内細菌が主体であり，腹部に緑色の皮膚の変色が出現することで確認できる（図3-12）．
- 腐敗現象は，一般に死後数日で腹部の腐敗変色，四肢などの血管に沿った腐敗による皮膚の赤褐色樹枝状の変色である腐敗網といった現象で現れる（図3-13）．その後，春や秋には1～2週間程度で表皮下に腐敗水疱が生じ，臓器は泡沫化する．顔面は腐敗ガスによって高度に膨隆し，巨人様顔貌を呈する．

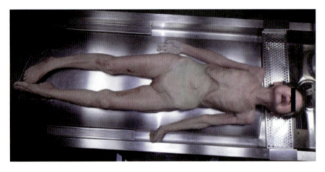

図3-12　腹部腐敗変色

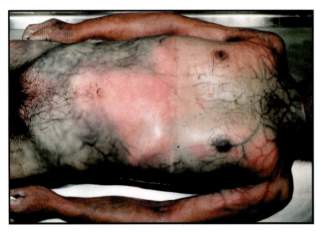

図3-13　腐敗網

c）死蠟化　adipocere（図3-14）

- 死蠟化は晩期死体現象の中でも特殊な条件下において，腐敗の進行が停止した永久死体の状態の一種をいう．死体の脂肪組織が化学的分解や変化により液状化し，軟組織に浸潤し，最終的には固形の脂肪成分に変化した状態のものであり，鹸化と不飽和脂肪酸の酸化の機序で生成されると言われている．
- 灰白色から黄色調を呈し，遺体が多湿で通気性の悪い所におかれていた場合に発生しやすい．一般に数週間程度で生じ，全身の死蠟化には1年はかかると言われているが，条件によって様々である．

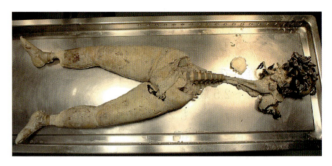

図3-14　死蠟化

d）ミイラ化　mummification（図3-15）

- ミイラ化も，晩期死体現象の中の特殊な条件下において，腐敗の進行が停止した永久死体の状態の一種である．死体に含まれる水分が50％以下になると細菌類の繁殖が停止し，腐敗が停止する．成人では3ヵ月以上かかると言われているが，条件によって様々である．

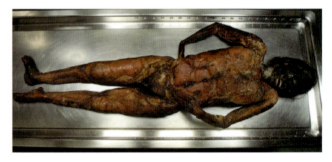

図3-15　ミイラ化

e）白骨化　skeletalization

- 白骨化には，地上でも半年から1年，土中であれば3～4年はかかるとされる．白骨化した骨が風化し崩壊するまでは少なくとも15年程度はかかるとされるが，死体のおかれた状況によって著しく異なる．
- 白骨死体の場合には，性別，年齢，および身長等の推定が重要となる．
- 骨の形態学的な所見を用いて，性別を識別するためには，頭蓋骨，骨盤骨，下肢骨などがよく用いられている．

3-8 白骨死体の性別・年齢・身長推定法

a）性別を推定する所見（表3-1～3-4）

代表的なものとして，男性の場合は，眉上隆起が明瞭，前額部が後方へ傾斜，乳様突起および外後頭隆起が明瞭，肋軟骨の石灰化が辺縁から進行，胸骨体の長さが胸骨柄の長さの2倍以上，骨盤上口の形状がハート形，大坐骨切痕が狭い，恥骨下角が鋭角，大腿骨頚部の捻転度が小さい等の特徴がある．

b）年齢を推定する所見

幼少期であれば，歯の萌出の程度により年齢幅の少ない精度で推定できる．乳歯の萌出は生後6ヵ月頃から始まり，2～2.5歳頃で終わる．永久歯萌出は6歳頃から始まり，遅くとも20歳代後半までには歯根も完成する．乳歯・永久歯の発育，萌出および完成時期を表3-5に示す．

また，歯の咬耗度，歯髄腔の狭窄度と年齢との関係について，表3-6～3-8，図3-16に示す．成人の場合には，加齢によって骨や歯は変化し，その推定年齢幅は大きい．頭蓋骨の矢状縫合，冠状縫合，人字縫合，口蓋部の切歯縫合，横口蓋縫合などの各縫合の癒合が進行し，歯牙は咬耗し，上腕骨等での骨髄腔は拡大する．脊椎骨には50歳を過ぎると骨棘が形成され，広がる．

腰椎の放射状痕は不明瞭化し，恥骨結合の平行隆起線は消失し，背側および腹側隆起が出現してくる．肋軟骨の骨化は進行し，下顎角の角度も変化する．上腕

表3-1　頭蓋骨の男女差

	男性	女性
乳様突起	発達	未発達
前額部（前頭結節）	傾斜	鉛直状
眉弓の隆起	発達	未発達
外後頭隆起	発達	未発達
頰骨弓	発達	未発達

表3-2　肋軟骨の男女差

	男性	女性
石灰化	辺縁から	中心から

表3-3　骨盤骨の男女差

	男性	女性
骨盤上口	狭い（ハート形）	広い（楕円型）
岬角	高度突出	軽度突出
腸骨稜	厚く山形	薄くなだらか
恥骨下角	60-70度	90-100度
大坐骨切痕	楕円形（鋭角）	円形（鈍角）

表3-4　大腿骨の男女差

	男性	女性
捻転角	12～15度	20～25度

表3-5　歯の萌出形成過程

	歯種	石灰化開始	歯冠完成	萌出	歯根完成
乳歯	中切歯	胎生4～4.5ヵ月	1.5～2.5ヵ月	6～7.5ヵ月	1.5年
	側切歯	胎生4～4.5ヵ月	2.5～3ヵ月	7～9ヵ月	1.5～2年
	犬歯	胎生5ヵ月	9ヵ月	1.5年	3.5年
	第1乳臼歯	胎生5ヵ月	5.5～6ヵ月	1～1.5年	2.5年
	第2乳臼歯	胎生6ヵ月	10～11ヵ月	2年	3年
永久歯	中切歯	3～4ヵ月	4～5年	6～8年	9～10年
	側切歯	*10～12/3～4ヵ月	4～5年	7～9年	10～11年
	犬歯	4～5ヵ月	6～7年	9～12年	12～15年
	第1小臼歯	1.5～2年	5～6年	10～12年	12～13年
	第2小臼歯	2～2.5年	6～7年	10～12年	12～14年
	第1大臼歯	出生時	2.5～3年	6～7年	9～10年
	第2大臼歯	2.5～3年	7～8年	11～13年	14～16年
	第3大臼歯	7～10年	12～16年	17～21年	18～25年

＊上顎/下顎：差が大きいため．
（Logan & Kronfeld, 1933をMcCall & Schourが一部改変, 1966）

表3-6　下顎切歯の咬耗度（天野, 1951）

エナメル質に咬耗が認められない	20歳以下
エナメル質に平坦な咬耗	21～30歳
点状，糸状に象牙質が露出	31～40歳
象牙質が面状に露出	41～50歳
極度に咬耗	50歳以上

表3-7　Martinの咬耗度分類

咬耗のないもの	20歳以下
エナメル質に止まるもの	20～30歳
象牙質の一部が露出するもの	30～40歳
エナメル質がなく，全面的に象牙質の現れているもの	50歳前後
咬耗が歯頚部の近くに及んでいるもの	70歳前後

22　第3章　外表所見

表 3-8　歯髄腔の狭窄度 (藤本, 1958)

A型	根管は細長い漏斗状で髄室は円錐状	10歳代
B型	根管は根尖に近い1/3の部分で棒状狭窄し，髄室は髄角部または天蓋中央部の退縮と髄室根管移行部の狭窄	20歳代で犬歯以外
C型	さらに進行して棒状狭窄や退縮が著しくなったもの	30歳代の上顎小臼歯と下顎第一大臼歯，40歳代すべての歯
D型	根管全長が細い棒状となり，髄室も全体が狭小となったもの	50歳代

骨の骨髄腔の高さ（表 3-9），下顎角の角度（表 3-10），恥骨結合面の性状（表 3-11），頭蓋骨縫合の癒合（表 3-12）と年齢との関係をそれぞれ表に示す．一つ一つの精度は高くないので，これら様々な所見を総合して判断するのが望ましい．

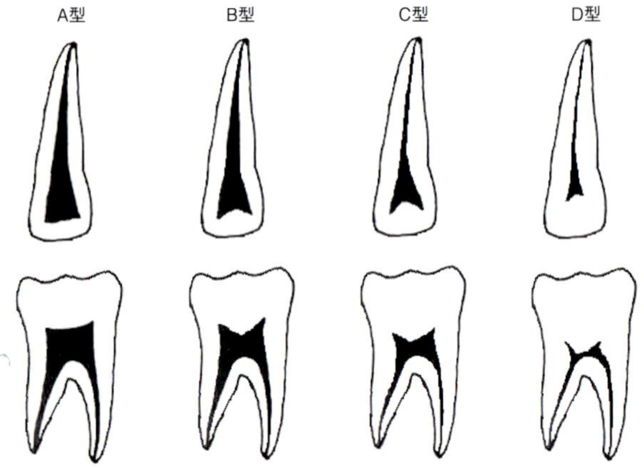

図 3-16　歯髄腔狭窄の程度

表 3-9　上腕骨の骨髄腔の高さ

外科頚以下	30歳未満
外科頚の高さ	30歳前後
骨端線の高さ	50〜60歳
骨端線を超える	70歳以上

表 3-10　下顎角（下顎下枝後縁と下顎体下縁とがなす角）

出生時	170度
永久歯完成期	100度
33〜55歳	120度
70歳以上	130度

表 3-11　恥骨結合面の性状

平行隆起の残存	20歳未満
平行隆起の消失，平坦化	20〜30歳
結合面が陥凹	40〜45歳
背側縁部の縦走する隆起の明確化	50歳以上

表 3-12　頭蓋骨縫合の癒合

矢状縫合，冠状縫合	25歳ころ始まり，40〜50歳前後で完成
人字縫合	25歳ころ始まり，50歳前後で完成
切歯縫合	30〜40歳前後で完成
正中口蓋縫合，横口蓋縫合	30歳くらいに始まり，50歳以上で完成する．

c）身長を推定する所見

身長は，四肢の骨を計測することにより推定する方法がいくつか報告されている．長管骨の長さが身長と相関しているためであるが，上肢よりも下肢の骨の方が相関が高いとされている．

身長推定のための安藤の式，藤井の式，吉野の式についてそれぞれ表に示す（表 3-13〜3-15）．

表 3-13　四肢長骨の長さから身長を算出する係数

(安藤, 1923)

四肢長骨	係数	
	男性	女性
上腕骨最大長	左　5,474 右　5,337	左　5,577 右　5,440
橈骨最大長	左　7,112 右　7,086	左　7,500 右　7,415
尺骨最大長	左　6,638 右　6,606	左　6,685 右　6,813
大腿骨自然位全長	左　3,836 右　3,840	左　3,901 右　3,934
脛骨全長	左　4,731 右　4,792	左　4,812 右　4,822
腓骨最大長	左　4,812 右　4,813	左　4,912 右　4,920

推定身長＝計測値（mm）×係数 − 2.0 cm

3-8 白骨死体の性別・年齢・身長推定法　23

表 3-14　日本人四肢長骨の長さに基づく身長推定式（藤井，1960）

四肢長骨	身長推定式	
	男性	女性
上腕骨最大長	左　Y = 2.83X + 729.08 右　Y = 2.79X + 732.42	左　Y = 2.49X + 787.42 右　Y = 2.38X + 813.02
上腕骨全長	左　Y = 2.80X + 749.90 右　Y = 2.79X + 744.39	左　Y = 2.62X + 761.66 右　Y = 2.51X + 786.61
橈骨最大長	左　Y = 3.30X + 834.01 右　Y = 3.23X + 842.96	左　Y = 3.21X + 819.31 右　Y = 3.13X + 829.34
橈骨生理長	左　Y = 1.92X + 1177.34 右　Y = 1.91X + 1176.38	左　Y = 2.85X + 940.97 右　Y = 2.65X + 979.37
尺骨最大長	左　Y = 3.25X + 792.01 右　Y = 3.09X + 825.87	左　Y = 2.75X + 864.70 右　Y = 2.91X + 826.57
尺骨生理長	左　Y = 2.48X + 1048.31 右　Y = 2.36X + 1071.76	左　Y = 2.39X + 1013.85 右　Y = 2.27X + 1030.15
大腿骨最大長	左　Y = 2.50X + 535.60 右　Y = 2.47X + 549.01	左　Y = 2.33X + 578.41 右　Y = 2.24X + 610.43
大腿骨生理長	左　Y = 2.29X + 636.09 右　Y = 2.33X + 621.17	左　Y = 2.05X + 699.57 右　Y = 2.93X + 364.92
大腿骨自然転子長	左　Y = 2.48X + 597.92 右　Y = 2.53X + 579.05	左　Y = 1.97X + 754.31 右　Y = 1.85X + 797.69
脛骨最大長	左　Y = 2.36X + 775.42 右　Y = 2.47X + 739.99	左　Y = 2.34X + 737.54 右　Y = 2.20X + 778.71
脛骨全長	左　Y = 2.41X + 770.64 右　Y = 2.54X + 729.94	左　Y = 2.03X + 844.65 右　Y = 2.36X + 741.81
腓骨最大長	左　Y = 2.55X + 729.70 右　Y = 2.60X + 709.25	左　Y = 2.24X + 779.49 右　Y = 2.63X + 660.59

X ＝資料骨計測値（mm）　Y：身長（mm）

表 3-15　日本人四肢長骨の長さに基づく身長推定式（吉野ら，1986）

四肢長骨	身長推定式	
	男性	女性
橈骨最大長	左　Y = 3.57X + 81.38 ± 3.80 右　Y = 3.91X + 72.79 ± 3.65	左　Y = 3.71X + 74.07 ± 3.76 右　Y = 3.47X + 79.30 ± 3.89
尺骨最大長	左　Y = 3.57X + 76.07 ± 3.79 右　Y = 3.55X + 76.17 ± 3.82	左　Y = 3.49X + 74.69 ± 3.92 右　Y = 3.55X + 72.67 ± 3.94
脛骨長	左　Y = 2.41X + 82.11 ± 3.07 右　Y = 2.38X + 83.06 ± 3.06	左　Y = 3.10X + 54.45 ± 3.18 右　Y = 2.96X + 58.54 ± 3.19
腓骨最大長	左　Y = 2.38X + 80.95 ± 3.38 右　Y = 2.29X + 83.96 ± 3.42	左　Y = 2.97X + 56.98 ± 2.80 右　Y = 3.00X + 56.16 ± 2.83

X ＝資料骨計測値（cm）　Y：身長（cm）

3-9 水中死体の外表所見

溺死体と水中死体は異なることを意識しなくてはならない．死後に水中に投入された場合には，水中死体であるが，溺死体ではないからである．水中死体は，地上の死体とは異なる特殊な外表所見を呈するので，注意が必要である．以下に代表的な水中死体の外表所見を示す．

a）鼻口部～気道内の微細泡沫塊
激しく呼吸をした時に空気，溺水，粘液が混和されて生じる．新鮮な溺死した水中死体のみで認められる．

b）漂母皮化（図3-17）
手指や足趾の皮膚がふやけ，白色となり皺襞ができること．手指や足趾は数時間，手掌や足底は1～2日．

c）蟬脱
手指や足趾，手掌，足底のふやけた皮膚が剥がれること．夏季で5～10日，冬季で2～3週水中におかれた死体で認められる．

d）その他の損傷
水生動物による損傷や，スクリュー損傷が知られている．いずれも生活反応に乏しい．

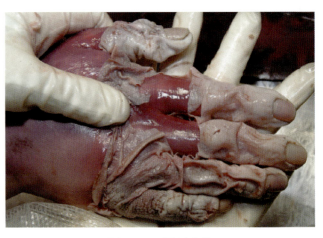

図3-17　漂母皮化

e）引き上げによる腐敗の急激な進行
水中では嫌気性菌による腐敗が進行するが，一旦水中から引き上げられると，好気性菌が爆発的に増殖し，腐敗が急激に進む．したがって解剖はもとより，遺体の外表所見採取および写真撮影は迅速に行うべきである．

f）再浮揚（図3-18）
人間の比重は空気を吸った状態では0.967，空気を吐いた状態では1.057である．海水の比重は1.03，淡水の比重は1.0であるから，水を吸引して溺死した場合には沈むこととなる．しかしながら，腐敗ガスの産生により，一旦浮揚することが知られている．これを

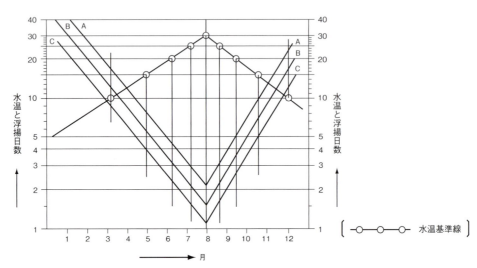

図3-18　水中死体が浮揚するまでの日数と水温との関係
　応用範囲：東京都内感潮区域の河川および港湾の沿岸部，水深1.5～7.0 m．
　　　東京都以外の河川港湾で本表を参考追試する場合は，水温から浮揚日数を推測し，月数間隔は補正を必要とする．
　表の見方：1）水温から水死体浮揚に要する日数を推測する場合：溺死発生前後数週間の昼間水温を縦軸目盛りで読み，水温基準線との交点から垂線を下ろし，A，B，CのV字型線との交点を再び縦軸目盛で読み，A線値を浮揚推測上限日数，B線値を浮揚推測中間日数，C線値を浮揚推測下限日数とする．水温上向期（8月以前）には左側縦軸目盛を用い，水温下降期（8月以降）には右側縦軸目盛を用いる．
　　　2）季節から水死体浮揚に要する日数を推測する場合：横軸の各月数がA，B，CのV字型線とそれぞれ交わる点を縦軸目盛で読み，その数値を1）と同様に浮揚推測日数とする．
（渡辺富雄，他：水死体の腐敗による浮揚日数推測に関する研究．日法医誌 13：728-734，1959．）

再浮揚という．一般的には夏期で2，3日後，冬期で1～2ヵ月後，非常に深い水深の場所では，一旦沈むと，低温と水圧で腐敗ガスの発生が抑制され，浮揚しないことが多いといわれている．

3-10 カスパーの法則

　Casperは，死体現象の進行に関して，同じ程度の腐敗が生じるのにかかる時間を遺体の置かれた空気中，水中，土中の3条件で比較し，空気中を1倍とすると，水中では2倍，土中では8倍かかると報告した．

　これは酸素供給量の少ない水中や土中に比べて空気中では酸素の供給が多いため，嫌気性菌に加えて好気性菌による腐敗が起こるためであるという．腐敗現象に対する環境の影響の大まかな目安として知られている．

26　第3章　外表所見

日本書紀と古事記に見られた歯による身元確認

　　日本書紀（720年）と古事記（712年）は，ご存知の通り奈良時代に発刊された日本の古い歴史書であり，日本書紀は日本初の正史として，古事記は正しい天皇家の歴史として編纂されたものとされている．先日，東京医科歯科大学名誉教授の鈴木長明先生より，大変貴重な研究論文「日本書紀と古事記に見られた医療に関する記述の収集と分析」[1]を頂戴した．

　　鈴木先生は，講談社発行の「全現代語訳　日本書記（上・下）」（宇治谷孟）と「古事記（上・中・下）全訳注」（次田真幸）を使用し，その二つの書物の中に，雄略天皇によって殺されて一つ穴に埋められた顕宗天皇の父である市辺押磐皇子と舎人佐伯部仲子の遺体の識別が歯によって行われたことを示す記載を明らかにしている．論文から一部抜粋して改変したものを下の表に示す．

　　日本書紀には舎人である佐伯部仲子の上歯が抜けていたこと，古事記には市辺押磐皇子が八重歯であったこと，これらにより特定が可能であったとのこと．鈴木先生によれば，これは485年の事例であり，従来最も古い記録とされていた1477年ナンシーの戦場におけるBold家のCharlesの歯による身元特定のさらに古い事例（さらに992年前）となる．世界的にも大変貴重な新たな知見ではないかと思う．

歯による身元確認の事例（485年）

	日本書紀	古事記
対象	顕宗天皇の父である市辺押磐皇子と舎人の佐伯部仲子．	顕宗天皇の父君であるイチノベ王の御遺骸．
確認方法	置目という老婆がお骨の埋められていた所を知っていた．押磐皇子の乳母の「仲子は上歯が抜けておりました．これで見分けがつくでしょう」との証言．	近江国に住む卑しい老婆の「埋めた場所を良く存じています」，「御歯は三枝のような八重歯でいらっしゃった」との証言．
結果	乳母の言葉に従い髑髏（どくろ）を分けてみたが，ついに手足や胴体を判別することはできなかった．	その御遺骸を発見された．

（文献1を改変）

［文献］

＊1：鈴木長明：日本書紀と古事記に見られた医療に関する記述の収集と分析．日本歯科医史学
　　　会々誌　32：282-295，2018．

第4章

損傷

4-1 損傷所見の取り方

　第3章で記載した体表の各部位において損傷があれば，以下の事項を参考にして損傷を記録する．
①外表からわかる損傷は，鈍的損傷と鋭的損傷に大別される．
②損傷の位置は，解剖学的に不動の地点からの座標を上下，左右あるいは前後の長さを用いて記載する．その際，スケールを当てて写真を撮影することが望ましい．写真は，全体的な位置関係がわかるように撮影したのちに，できるだけ大きく創を撮影する．
③鋭的損傷には刺創（stab wound），切創（incised wound），割創（chop wound）などがある．鈍的損傷には表皮剝脱（abrasion），皮下出血（bruise），挫創（contusion），裂創（laceration），杙創（impalement）などがある．
④鋭的損傷では，位置に加えて，創の長さ（接着長を計る）と方向，創端の性状（鋭か鈍か，鈍で線分状であれば線分の幅厚），創縁の性状（整か不整か，表皮剝脱等を伴うか，弁状かなど），創面の性状（整か，不整で組織の架橋状残存を伴うか，血液の膠着があるかなど），創洞の方向，創洞長，創洞が1つかどうか，臓器損傷の有無，他の創との交通がないかなどを観察する．創の各部の名称に関しては，図4-1を参照のこと．
⑤切創では一般に創の深さが創の長さよりも短く，刺創では長いことが多い．割創では創端は線分状を呈し，創縁に表皮剝脱を伴うことが多い．また，複数の切創が交錯している時には，創が哆開してから次の創が形成されるため，創の生起された順番がわかる場合がある．
⑥鈍的損傷では，損傷の性状（変色斑であるか，表皮剝脱，挫創であるかなど），大きさ，色，形，腫脹の有無，表皮剝脱の方向などを正確に記載する．
⑦変色斑は，はじめは青紫色を呈するが，時間経過と共に周囲から緑青色→黄緑色→黄色へと変化する．変色斑は，外傷であれば成傷器によっては表皮剝脱を伴ったり，皮内や皮下に出血を伴うことが通常である．皮下出血を伴わない場合には，皮膚そのものの変色（母斑症などの皮膚疾患や腐敗による色調変化など）を考慮するべきである．皮膚を切開剝離して皮下出血を詳細に観察することで，損傷の起きた時間を推定することができる．皮下出血は，はじめは暗赤色，ゼリー状で光沢があり，組織に膠着しているように見えるが，時間経過に伴い次第に周囲の組織に広がりながら徐々に性状が変化していく．
⑧表皮剝脱は，生前に生起されたものであれば，赤褐色調を呈することが多く，死後に生起されたものは色調の変化は認められない．また，方向の記載も可能な場合があり，成傷機転や成傷器が明らかになる場合がある．また，痂皮形成があれば生前に生起され，死亡までの間にやや時間が経過していたものといえる．
⑨損傷が狭い範囲に多数存在する場合には，必ず番号等をつけて，混同しないように気をつける．損傷の

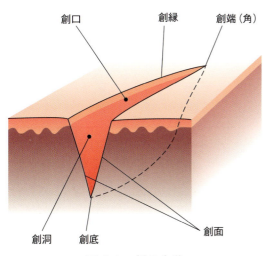

図4-1　創の名称

スケッチは大まかな損傷の位置の把握には有効であるが，創の性状を必ずしも的確に示すものではない．したがって，必ずスケールを入れて写真撮影をする．

⑩創や創洞などの創周囲の出血程度によって，創の生起された順序がわかる場合がある．

⑪また，死体の発見後，解剖までの間には多少の時間がかかることがあり，その間に創の乾燥が進み，創の詳細な観察ができなくなることがあるため，発見直後に創口に濡れたガーゼなどを貼付するのがよい．

4-2 生活反応

損傷が生前に生じたものか死後に生じたものかの区別は，法医学的に重要である．なぜなら，死後の損傷であれば罪名が変わってくるからである．

これを区別する指標となるものが「生活反応（vital sign）」である．

生活反応とは生体に認められる反応のことを指し，全身的なものと局所的なものに大別される．

①全身的生活反応：出血や溺死の吸引など生体でしか認められない．

②局所的生活反応：創部の出血，腫脹，発赤，白血球浸潤などの炎症所見や刺創での創口の哆開などは生体でしか認められない．

4-3 損傷の解釈

1人の遺体において，損傷が複数認められる時に常に同じ成傷器で生起されたとは言えない．各々の損傷の所見を正確にとることによって，同じ成傷器で，同じ時期に，同じ体位で損傷が生起されたかどうかがわかる．

①刺創の場合には，複数の創口が認められてもそれらが交通して一つの創洞を形成している場合もある（貫通刺創）．その場合には，どちらが刺入口で，刺出口であるかを見極める必要がある．

②場所によっては，逡巡創（いわゆる自殺のときのためらい傷）や他殺の際の防御創なども考慮しなくてはならない．ただし，偽装の場合もありうるので，行き過ぎた推測は厳に慎むべきである．

③新旧混在した損傷が多数認められた場合には，虐待等も考慮しなくてはならない．この場合自損転倒をくり返していた場合と損傷の部位が異なることがある．

④創の性状を細かく観察することによって成傷器がある程度推定できる場合がある．たとえば包丁のような片刃器による生前の刺創の場合には，創口は広がって柳葉状を呈するが，創を接着し長さを計測すると同時に創洞の深さを計測することによって，創底部である切っ先から創口にあたる刃物の部位の刃幅が推定できる．

ただし，刃物は身体に侵入するときに組織を切開しながら刺入されることから，刃幅に相当する創の接着長は刃幅よりも大きくなることが多い．したがって「切っ先から●cmの部位で刃幅が●cm以下の刃器」と推定されるということになろう．

また，胸部や腹部の刺創等は呼吸，体位，腸のぜん動等により内臓損傷の位置が解剖時と異なる場合があり，創洞長等は必ずしも正確ではない．

⑤さらに，峰圧が0.2cm以上の比較的厚い片刃器では，峰側の創端が鈍となるか，峰の角で皮膚が切開され，Y字型になっていることがある．刃物による創は，創洞内の組織がきれいに切断され，創面が整で組織の架橋状残存物を認めないという特徴がある．

⑥屋外の路上での死亡の場合などでは，交通損傷の場合も考えられる．その際には，足底から損傷部までの高さや，損傷部位の性状や損傷の程度等から，交通損傷としての解釈が問題となる．

Column 3 自殺の診断

縊死や，最近よく見られる練炭による一酸化炭素中毒死は，自殺によることが多いとされている．しかし，日本の死因究明システムの問題点や日本の自殺率が統計上なぜか諸外国に比べて非常に高いこと，自殺を装った連続殺人であった事案が明らかになり社会問題となっていることなどを考えると，純粋な自殺以外のものも含まれている可能性が高いと考えられ，自殺は慎重に判断しなくてはならない．

検案する医師の責任は重く，警察が後日明らかになった他殺事案について，検案医の記載した「死因の種類」を理由の一つにして事件化しなかった旨の抗弁をすることも考えられるので，検案する医師はこの点につき十分注意しなくてはならない．

第5章

死後CT撮影

5-1 画像診断の流れ

近年，医学において画像診断技術が目覚ましく進歩した．特に核磁気共鳴画像法（Magnetic Resonance Imaging, MRI）やX線コンピュータ断層撮影（Computed Tomography, CT）の進歩が目覚ましい．日本には，世界のCT装置の1/3，世界のMRI装置の半分が存在すると言われるほどそれらの装置へのアクセスビリティーは高い．残念ながら死体専用のCT装置の設置はまだ進んでいないが，病院にある生体用のCT装置の死体への活用が進んでいる（図5-1）．

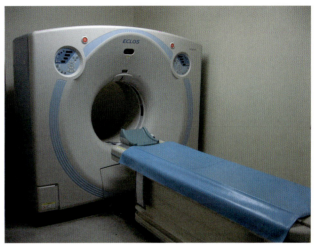

図5-1 CT装置

5-2 機器の選択と撮影法

- 法医学で問題となるような死体では，頭部，胸部，腹部といった一般的な部位に絞った撮影ではなく，見逃しがないように全身を<u>切れ目なく</u>スキャンする必要がある．
- 死体は動かないので，装置としてはディテクターが4列以上のCT装置であれば撮影に特段の支障はない．病院と異なり死体の撮影数は少ないことから，高額な機械であるとメンテナンス費も高額となるため，装置の維持に支障が出ることが考えられる．
- 撮影条件の例として，当教室では全身のヘリカルスキャンと頭部のコンベンショナルスキャンをあわせて行っている．
- 撮影装置は全身用X線CT装置 ELCOS 4 slice（日立製作所）を使用している．
- 解剖を行わないことが決まっている場合は，複数案件の撮影に資するよう，HU値の上昇に配慮し，管電圧120 kV，線量125 mAs，スキャン時間は1秒．スライス厚3.75 mm，コリメーション2.5 mm×4，再構成間隔が3.75 mmと1.25 mm，ピッチ5としている．
- 一方で，解剖を行う症例の事前撮影の場合は，後で解剖所見との照合を行い，診断技術の向上に努めるため，管電圧120 kV，線量125 mAs，スキャン時間は1秒．スライス厚2.5 mm，コリメーション2.5 mm×4，再構成間隔が2.5 mmと1.25 mm，ピッチ5としている．
- 身元不明の死体などで，血縁者などがいないことが予想される場合には，スーパーインポーズを行えるデータをとるため，管電圧120 kV，線量100 mAs，スキャン時間は1秒．スライス厚1.25 mm，コリメーション1.25 mm×4，再構成間隔が0.625 mm，ピッチ5としている．

5-3 撮影の注意点

- 死体の撮影での注意点は，生体とは必ずしも同じではなく，蘇生行為や死後変化という独特な変化をも考えて画像を読影しなくてはならない．
- 例えば心血管腔内や肝血管腔内の気体貯留と思われ

る low density area や，脳の皮質・白質境界の不明瞭化がそれである．
- 皮下出血，頸椎損傷時や肋骨骨折時の周囲の出血などCTのみでは診断が困難であるものも数多く存在するので，CT撮影の限界をも認識し，解剖に伴う診断ツールの1つとして用いるべきである．
- 日本では，死後CTが主に事件性の払拭のためになされていることを考えると，ほんのわずかでも外傷の可能性がある場合には，原則外傷と考えて取り扱うべきである．たとえば脳内出血のようにCT画像のみを理由に内因死として処理することは，火葬して証拠がなくなってしまう死体の場合には，あってはならない．

5-4　CT診断の効果

- CTによる死因の判明率は3割程度と報告されており，一般的に8割程度と言われる解剖検査と比べるとその差は大きい．都道府県によっては死因判明率が低いことを理由にCTを活用していない地域もある．しかし，緊張性気胸や空気塞栓，腹腔内の遊離ガスなど，解剖よりCTがその診断を得意とする病態があることや，解剖検査が主観的な究極の破壊検査であることに対しCTが客観的な非破壊検査であることを考えると，後々の検証のためにも特に犯罪捜査に関係した司法解剖の場合はCT撮影と解剖の両者を行っておくことが望ましい．

Column 4　死因とピンク歯

　縊死や溺死体のような湿潤な環境下で，歯がピンク色に変色している場合がある．1940年代，東京帝国大学医学部歯科学教室に在籍していた加藤清利は，「窒息死，特に頸部圧迫による窒息死の歯牙並びに歯牙支持組織に及ぼす影響の実験的研究」，いわゆるピンク歯と窒息との関係について一連の詳細な研究を行っている．

　頸部圧迫による窒息死や溺死では，頭部は極度にうっ血して毛細血管圧が上昇し，歯髄内の血管が破綻して血色素やその分解物が象牙細管内に浸透してピンク色になるというものである（写真左）．ピンク色の成因については，細菌の産生する紅色色素や腐敗によって産生されるCOの関与など，首絞め以外の死因でも見られる所見であることから，頸部圧迫による窒息死で必ずしも歯がピンク色に変色するわけではないことは周知のことである．

　一方，写真に示すように多くの歯がピンク色に変色している中で，上顎右側側切歯と上顎左側中切歯には見られないが（根管充填処置のため），その際のデンタルX線写真（写真右）が，身元不詳の場合の生前記録との照合において有効な所見となることを忘れてはいけない．

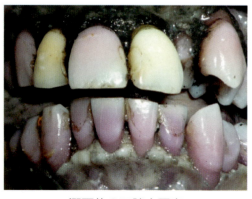

溺死体の口腔内写真

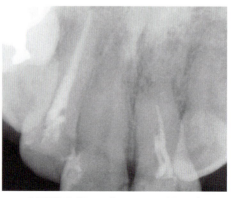

上顎前歯部のデンタルX線写真

第6章

解剖の仕方

6-1　皮切の仕方・皮下組織の観察

　外表所見を注意深く観察し，写真撮影した後に，解剖に移行する．以下に，解剖の方法の原則の一例を示す．これはあくまでも一例であって，法医学では症例による違いが大きく，臓器の損傷等の状況によっては，適宜方法を変更しなくてはならない．

　まず始めに，皮膚は通常は胸骨頚切痕より下方へ恥骨結合まで切開する（図6-1）．この際に，臍の左側を通るようにする．これは肝鎌状間膜を避けるためである．次に胸骨頚切痕より左右の肩まで皮膚を切開する〔頚部正中を頤まで切り上げない理由は　6-2．m）頚部器官・肺の②を参照〕．その後に皮下脂肪を残して左右の側面まで皮膚を剝離し，皮下に出血等の異常がないか確認する．特に皮下出血を見逃しやすい左右の肩部，側胸部や上前腸骨棘部の皮膚の剝離は必ず行い，皮下出血の有無を確認し，写真を撮影する．
・背面については別途確認し，必ず皮膚切開して皮下や筋肉内の異常を確認する．背面の皮膚は他の部位に比して厚く，外表では何も異常なしにも関わらず皮下出血や筋肉内出血があることがままある．

6-2　臓器の取り出し方

　以下に基本的な臓器の取り出し方の一例を挙げる．あくまでも一例であって，法医学では，症例による違いが大きく，臨床のようにパターン化することは困難であり，臓器の損傷等の状況によっては，適宜取り出し方を変えなくてはならない．また，損傷ではなく病変が主の場合には，病理学的な臓器摘出法（ロキタンスキー法など）が好ましい場合もある．

a）肋骨の剪断

① CTにて胸部の諸臓器の状態（気胸，胸水，心囊血腫，心臓などの空気塞栓等）を確認してから解剖に臨むのが良い．大胸筋・小胸筋・前鋸筋を出血を確認しながら剝離する．そして胸郭で肋骨骨折があるか否かを確認する．その際に骨折部の周囲に出血が生じていることが生活反応として重要であるが，死後の骨折や死戦期の蘇生行為による骨折では，出血を欠くか軽度である．
② 壁側胸膜を切開するときには，目視にて肺が退縮するのを必ず確認する．
③ その後，胸鎖関節の軟骨に切開を加える．
④ 胸鎖関節を通り，胸水の貯留を考え，肋骨は肋軟骨移行部付近で剪断するのが良い．肋骨骨折部が剪断部と重なる場合には，その部位を避けて剪断し，後で表と裏から骨折部を観察するのが良い．
⑤ 胸骨の骨折部も合わせて確認する．
⑥ 前部の肋骨と胸骨を前縦隔から切離して取り除くと

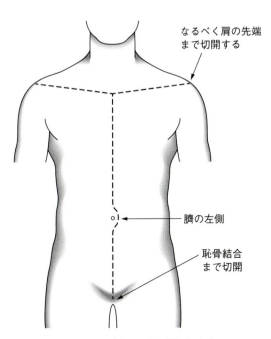

図6-1　皮切の図（体幹部）

きは，心膜を損傷しないように気をつける．また，胸鎖関節部では，鎖骨下静脈等の血管の損傷に注意する．
⑦前面の肋骨と胸骨を取り除いたら直ちに写真を撮影する．
⑧さらに，胸膜の癒着，左右の胸腔内の液体貯留などの異常の有無，肺の膨隆・退縮の有無，胸膜の溢血点の有無，縦隔偏位の有無等を観察する．胸水が貯留している場合には，回収して量を測定し，その性状を観察する．

b）心膜の切開

①始めに心膜の前面に出血がないかどうかを確認する．また，心膜の色調を観察する．心囊内に血腫がある場合には，心膜は緊満し，心囊内の血腫が透けて心膜の色調が悪い．
②心膜は正面中心部を切開し，空気が心囊内に入り込むのを確認した後に上下方向に切開を加え，さらに心尖部に向かって切開を加える．心臓全体を露出し，直ちに写真撮影する．
③心囊内に液体成分がないかどうか確認し，あれば回収して量を計測し，性状を観察する．
④その後，心膜に溢血点や癒着等の異常が存在しないかどうか，注意深く観察する．

c）心臓

①心外膜の性状を観察した後に，心臓を摘出する．切開する前に注射器等で右心房・左心房やその流入血管を穿針し，血液を回収し，量を計測するとともに，その色調の差異や性状，凝血の有無やその性状等を観察する．
②空気が回収される場合には，その量を測定する．
③心摘出時に肺動脈主幹部に血栓があるか否かは必ず確認する．

d）腹腔開検

①腹腔を開検する前に，CT などの画像検査にて腹腔内に出血血液や腹水等がないか確認する．季肋部正中から恥骨部正中まで臍の左側を通り切開し，腹腔を開検し写真を撮影する．この際に，腹部に手術痕がある場合等は，体網や腸管が腹膜前壁と癒着していることがあるので注意する．
②腹膜を正中で切開した後に，左右の肋骨弓にそって切開を加え，腹腔内臓器を露出させる．直ちに写真撮影を行い，腹腔内の臓器の位置の異常や癒着の状況，その他の異常がないかを確認する．腹腔内に液体が存在した場合には，適宜回収し，性状を観察する．
③この時点で膀胱前腔を剥離し，ポケット状にしたところで，注射器等で膀胱を穿刺し，尿を回収してそ

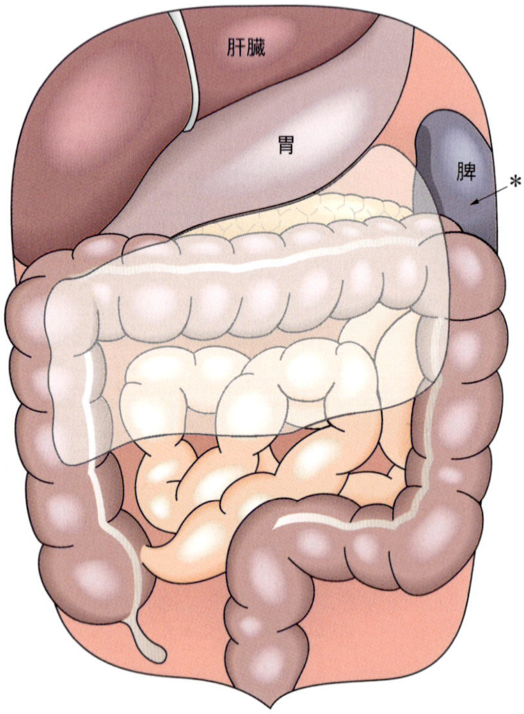

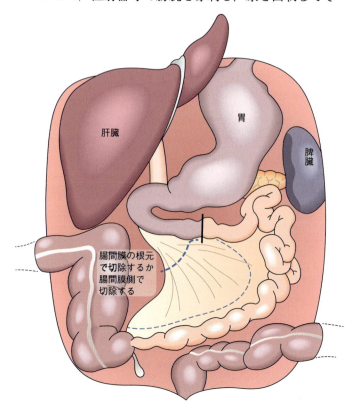

図 6-2 腹腔開検時の様子
㋐大網を切除．
㋑大腸を外す．上行・下行結腸では適宜ハサミを用いる．
＊注意：後ろに脾臓がある．

図 6-3 腸管の摘出
㋐左右の横隔膜を胸郭から剥離し，視野を確保．
㋑小腸を切除．

の性状を観察するのが望ましい．女性では，腸管等の腹腔内臓器の摘出の際に，膀胱を圧迫し，尿を失う恐れもある．

e）大腸・小腸

①大網を切除した後に，腸管を取り出す．腸管の摘出方法は，腸間膜の損傷やリンパ節の腫脹等がないかを確認した後に，大腸を始めに取り外す．基本的に鈍的に行い，鋏は補助的に用いるのが通常である．この際に，上行結腸と下行結腸は腹膜後壁に接して走行しているため，無理に引きはがさず，鋏を用いる（図6-2）．

②大腸を摘出した後に，肛門側は直腸付近で結紮し，切断する．回盲部を摘出する際には，虫垂の長さを計測するとともに，異常がないか観察する．

③回盲部を腹膜後壁から外した後に，左下方より十二指腸空腸曲を目指して，腸間膜とトライツ靱帯を鋏で切断し，十二指腸と空腸の境界部を結紮して切断する．こうすると腸間膜の損傷を最小限に腸管を摘出できる．後の腸管の観察の際に腸管を腸間膜から外す作業が面倒な場合には，この時に，腸管膜に沿って腸管ぎりぎりで外していくことにより，腸管だけを伸ばした状態で摘出することができる（図6-3）．

f）脾臓

①小腸と大腸を摘出した後に，脾臓の摘出を行う．脾臓は非常に損傷しやすい臓器であるので，摘出作業にかかる前に左右の横隔膜を肋骨に沿って切開し，横隔膜に溢血点やその他の異変がないかどうかを確認しつつ，横隔膜を牽引しながら腹膜とともに腹腔内臓器を持ち上げ後腹壁から分離する．左右の腸腰筋や腎臓から後腹膜下を縦走する尿管に異常がないかどうかを確認する．

②その後，背後から片手で支えながら脾臓を観察しやすい前面に押し出し，鋏を用いて摘出する．この時，脾門部に膵尾部が接していることがあるので，注意する．

g）左副腎・左腎臓

①脾臓の摘出後，膵尾部を起こした直下に見える左副腎を必ず先に摘出する．後回しにすると，その後の操作で周囲の脂肪組織が血液等に汚染されて副腎がどこにあるのかわからなくなる．腐敗した遺体ではなおさらである．

②左副腎の摘出後に左腎臓を摘出する．左腎臓は，腎門部を鋏で切断し，ジェロタの筋膜ごと摘出し，ベンチで腎臓とジェロタの筋膜の様子を観察しながら分離するのが好ましい．腎被膜をはがさないで，腎実質に付けておくのが良い（図6-4）．

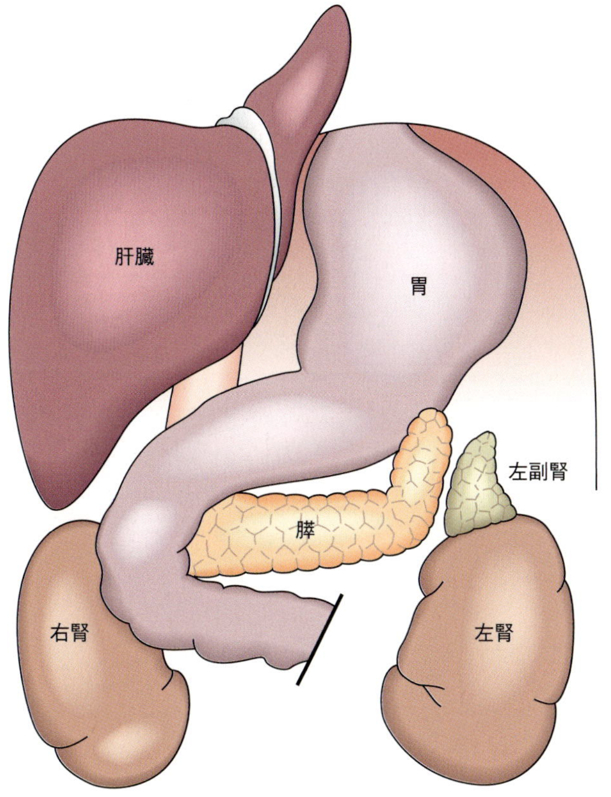

図6-4　左副腎・左腎臓の摘出
ポイント：脾臓を摘出したら，膵尾部を起こし，必ず左副腎を先に摘出する（腐敗死体などで後回しにすると見失う）．

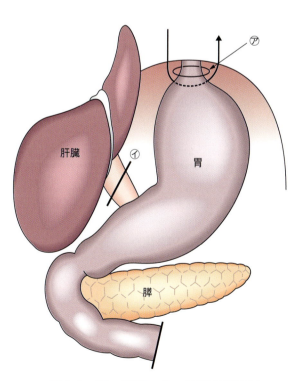

図6-5　胃・膵臓・十二指腸の摘出①
㋐噴門部を切離する．
㋑肝門部を切離する．

h）胃・膵臓・十二指腸

① 左腎臓を摘出した後，肝臓の左葉と横隔膜の間（左肝三角間膜）を切開し，小網を開け食道下部と胃噴門部を露出させ，結紮して胃と食道を分離する（図6-5）．この際，食道疾患がある場合や肝臓疾患により食道病変が予想される場合は，胃と食道を分離せず頸部臓器と一緒に摘出するのが良い．

② その後，肝門部を走る肝動脈と門脈，総胆管を切断する．胆道系疾患が疑われる場合には，肝門部を切断せずに肝臓とこれらの臓器を一塊で摘出するのが良い（図6-5）．

③ 最後に上から胃を起こすか，下から膵尾部と十二指腸を起こしながら，腹腔動脈および上腸間膜動脈を切断すると，胃・十二指腸・膵臓を一塊で摘出することができる（図6-6）．

i）肝臓・右副腎（図6-7）

① 肝臓の摘出は，右葉上部から横隔膜を少しずつ鋏で剝離しながら，下大静脈を切断し，肝臓の右葉背面へと剝離を行っていく（図6-7＊の部分）．この際，右副腎が肝臓の背面にはり付いていることがあるので，副腎を損傷しないように，また副腎の性状を観察しながらていねいに剝離し，摘出した後に肝臓を摘出する．

② 剝離困難な場合には，肝臓に異常がないことを確認しながら一部の肝臓実質を副腎に付けながら副腎を摘出し，ベンチで分離する．

j）右腎臓

肝臓と右副腎を摘出した後に，右腎臓を摘出する．右腎臓は，左腎臓と同じく，腎門部を鋏で切断し，ジェロタの筋膜ごと摘出し，ベンチで腎臓を観察しながら分離するのが好ましい．

k）骨盤内臓器（直腸・膀胱・子宮・卵巣・前立腺など）（図6-8）

① 膀胱の摘出前に，膀胱前腔を剝離し尿を回収することは述べた．膀胱，子宮等の損傷が認められない場合の取り出し方を記載する．損傷がある場合には，はじめに損傷記録をとってから臓器の摘出を行う．

② 膀胱前腔から左右の膀胱側腔に骨盤骨に沿って手を入れ，骨盤内臓器全体を腹膜の外から剝離する．また，左右の内腸骨動静脈と尿管，精索又は，卵巣提索を切断すると，骨盤内臓器は，尿道および直腸・腟のみで体に付着している状態となる．この際に，女性の左右の卵巣を傷つけないように十分注意する．

③ 最後に鋭利な刃物で同部を切断し，骨盤内臓器を一括で摘出する．この際に，男性の前立腺を傷つけないように，目視で確認しながら骨盤骨ぎりぎりで切除する．胸腹部の臓器を摘出したら写真を撮影する．

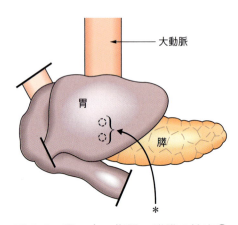

図6-6　胃・十二指腸・膵臓の摘出②
＊胃を上から起こしていくと胃と膵は腹腔動脈と上腸間膜動脈だけでつながっているので，それを切離．

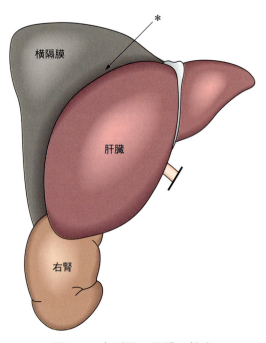

図6-7　右副腎・肝臓の摘出
＊ここの部分をはがしていくと，右副腎が現れる．

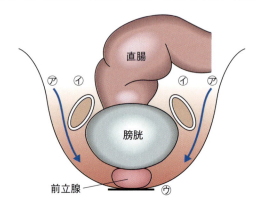

図6-8　骨盤内臓器の摘出
⑦左右の膀胱側腔を骨盤壁に沿って剝離．④左右の内腸骨動静脈，尿管（女性の場合は卵巣堤索なども）等を切離．⑦尿道，直腸（腟又は前立腺）を切離し，骨盤内臓器を一塊で摘出．

l) 精巣

① 下腹部の皮膚の剥離を十分に行っていれば，精巣を取り出すのは比較的容易である．精巣を手指で牽引すると，鼠径部の皮下を走る精索が牽引されるのが目視で確認できる．確認した精索を上方に牽引すると，陰嚢から陰嚢内容物を一塊に摘出することができる．

② 精索周囲の静脈瘤等の異変を確認する．精巣の下端部は陰嚢も皮膚に強固に癒着していることがあるので注意する．

m) 頚部器官・肺

① 頚部の所見は，縊死や扼頚，絞頚など，法医学的に重要になることが多い．特に頚部が重要な症例では，ていねいな観察が必要である．頚部のうっ血の度合い等に影響するため，心臓を摘出した後に頚部の皮下を観察するのが望ましい．

② はじめに広頚筋を残して頚部の皮膚を剥離する．この際に，病理解剖では頚部正中を切開することが多いが，頚部正中の切開は頚部の観察視野が狭いので，法医学的には好ましくない．左右の耳の後ろから肩峰へと側頚部を通って切開するのが良い（図6-9）．こうすると後頚部や肩部周囲の皮下出血を発見しやすい．

③ 頚部の皮下および広頚筋内の性状を観察し，写真を撮影したのちに，広頚筋を剥離する．広頚筋を剥離したのちに，左右の胸鎖乳突筋を鎖骨端から剥離し，現れた肩甲舌骨筋の腱を切断し，剥離した後に胸骨舌骨筋，胸骨甲状筋を順次剥離すると，甲状腺が現れる（図6-10）．舌骨下筋群の剥離は一枚一枚写真を撮影しながら行う．また頚部リンパ節のうっ血や腫大についても観察する．

④ 舌骨上筋群は，下顎骨の内面に沿って切開し，口腔底から舌を下顎骨の下に引き出し，咽頭上面の口蓋垂の上方を切開し，左右の内・外頚動脈，内頚静脈を切断し，頚部の器官を動静脈とともに頚椎前面から前方向に徐々に剥離する．この際に，咽頭，喉頭内部の異物や，頚椎前面の出血などの異常がないかどうか注意深く観察する．また，舌骨や甲状軟骨を損傷しないように注意する．頚部器官を剥離した後に左右の鎖骨下動静脈をなるべく遠位で切断し，大動脈と左右の肺も頚部器官につけた状態で摘出し，横隔膜の高さで大動脈を切断して，頚部器官と心臓を除く胸部臓器を一塊に摘出する．

⑤ 頚部器官を肺とともに摘出した後に，これらを注意深く観察する．舌の硬さ，舌筋内の出血の有無，舌扁桃・口蓋扁桃のうっ血・腫大，咽頭喉頭内の異物の有無，咽頭喉頭粘膜の様子，声帯浮腫の有無，食道内の異物や食道粘膜の異常を観察する．特に高度な肝硬変症の症例では食道下部の粘膜に潰瘍や食道静脈瘤が存在する場合があるので，注意する．

⑥ 頚部，舌骨・甲状軟骨に骨折がないかどうかを確認する．骨折が無くても頚部を圧迫された場合に，甲

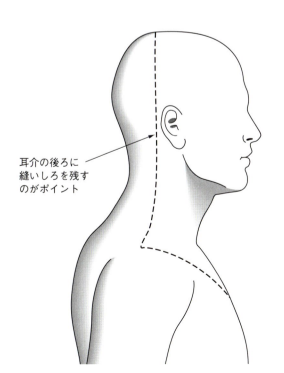

図6-9 皮切の図（頭頚部）

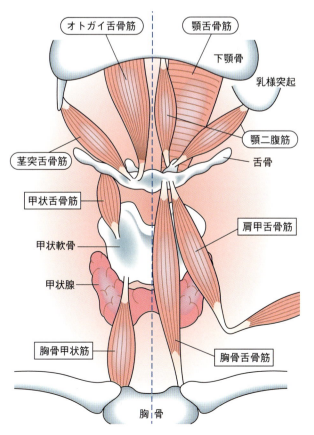

図6-10 頚部の筋肉・甲状腺

状軟骨上角付近にある麦粒軟骨がこすれることにより，周囲に小出血をきたすことがあるので注意する．その後，食道を気管から剝離して外し，きれいなハサミで気管を後ろの膜様部から開き，気管内部の異物や泡沫の有無，気管粘膜の様子を観察し，写真を撮影する．

⑦最後に頚部の諸動脈を切開し，走行や，硬化の程度，狭窄等の異常の有無を観察する．

n）頭蓋腔開検

①頭皮を左右の耳の後ろから頭頂部にかけて切開を加え，頭皮を前後に剝離する（図6-9）．このときに，頭皮の内側の様子を観察するとともに，帽状腱膜等に血腫がないかを確認する．頭皮の剝離はできる限り前方と後方に行う．前方では，眼瞼ぎりぎりまで皮膚を剝離するのが良い．場合によっては，頰部も剝離し，皮下の状況を確認し，写真を撮影する．

②その後骨膜を剝離し，頭蓋骨の表面に骨折がないかを確認する．CTでは線状骨折は描出できないことがあるので，必ず目視で確認し，写真を撮影する．その後，原則頭蓋骨の横断面をストライカーなどで鋸断し，頭蓋腔を開検する．この際鋸断する部位を上にすると脳の損傷が少なくすむ．

③頭蓋腔の開検時の原則として，いきなり頭蓋冠を外そうとせずに頭蓋冠の内側の硬膜を頭蓋骨からよく剝離してから頭蓋冠を外す．頭蓋冠を外した直後に硬膜の様子を観察し，写真を撮影する．さらに硬膜をめくり，硬膜下血腫，くも膜下出血や細菌性の髄膜炎等の有無や脳表の状態を観察し，写真撮影する．硬膜の上下の血腫やくも膜下出血のある場合は，写真を必ず撮影し，血腫の量を測定し，性状を観察する．硬膜の断裂がないかも良く観察する．

o）脳

①脳は，はじめに視神経，下垂体茎，内頚動脈を切断し，その後各脳神経を切断した後，左右の小脳テントの付着部位を切断する．そして小脳が外に出せるように十分な広さを確保した上で，脳幹部のできるだけ奥に鋏を挿入し，左右の椎骨動脈とともに脊髄を切断する．その後，片手で大脳を下から支えながら，もう一方の手で小脳を脳幹部とともにやさしく手前に引き起こし，脳を一塊で摘出する．このとき，脳底部の血管の周囲の血腫の有無を確認する．

②脳を摘出した後に，脳底部を写真撮影し，脳底部の硬膜をはがして頭蓋底の骨折や左右の錐体部の出血等を確認し，再び写真を撮影する．

③摘出された脳は，写真撮影の後，脳表の血管の様子

や脳回の扁平化，脳溝の狭小化の有無，大脳鎌のヘルニアの有無等を確認した後に，脳を反転させ，脳底部の血管の硬化や狭窄・動脈瘤の有無，テント切痕ヘルニアや大孔ヘルニアの有無等を詳細に観察する．そして脳底動脈に糸をかけ，5％緩衝ホルマリン溶液の中で逆さに吊るして固定させた後に脳を切り，割面を観察する．

p）脊椎・脊髄

①転落や交通外傷などの高エネルギーの外力が作用した場合には，脊椎骨が離断骨折したり，圧迫骨折することがある．背面から転落した場合には，脊椎骨の生理的な彎曲部にこれらの骨折が起きやすいので注意するとともに，棘突起の骨折を見逃さないように注意する（CT所見も参考にする）．

②脊椎骨の骨折は，周囲の軟組織に出血がないかを確認しながら，軟組織を剝離しつつ注意深く観察する．交通事故などの場合に出血がない場合は死後の轢過損傷も考えられる．その後，脊柱管の内部の観察を行う．重度の外力が加わる高所転落や交通事故などでは，たとえ脊椎骨に骨折がなくとも，脊柱管の中の様子を確認しなくてはならない．脊柱管の内部を観察する方法には2通りある．

ⅰ）1つは，背面からのアプローチである．この場合は，術式としては容易であるが，遺体を腹臥位にし，双刃のノコギリを用いて椎弓板を切断し，脊柱管を開放する必要がある．椎体に損傷や離断がある場合には，観察が困難である．

ⅱ）他方，前面からのアプローチは手技的には難しいが，椎体から左右後方に出ている椎弓根を切断することで，脊髄腔を観察できる．この方法では椎体自体も取り出せるので，椎体の圧迫骨折部や破裂骨折部などを取り出して詳細に観察できる．

第7章

解剖に伴う各種検査法

7-1 死体の血液生化学検査

　近年の日本は高齢化社会を迎えるとともに，核家族化が進行し，高齢者の孤独死が問題となっている．高齢者は複数の慢性疾患に罹患していることが多いが，独居高齢者の場合には近親者の介護がないことから，特に疾病を含む健康状態や生活状態の把握ができないことが多い．

　司法解剖などに付される死体に関しては，こうした疾病や健康状態が死因に影響する可能性もあるので，死亡時の疾病の状況や健常状態を把握するためにも，基本的な血液生化学検査を行うよう努めるべきである．

　ただし，死者の血液生化学検査では，死後変化の影響から，検査できる項目には制限があり，生体と同じ基準値を採用すると問題が生じる場合もある．したがって，検査結果の解釈に注意しなくてはならない．

①生体の場合と比べて比較的変動が少ないものに，Hb，HbA1c，CRP，BUN，TP，アルブミン，コレステロールなどが知られている．

②クレアチニンは硬直の発現に伴い軽度上昇する傾向にある．

③血糖は死因によっては死戦期に上昇するが，その後は死後経過で減少する．これは解糖系や腐敗細菌による消費が考えられている．

④AST，ALT，CK，CK-MBなどの逸脱酵素や，カリウムなどの電解質，トロポニンTは，死後の細胞崩壊によって著明に上昇するので評価は困難である．CKとCK-MBの比を参考にするのは良いが，その解釈は難しい．

⑤血算（CBC）に関しては，死後血管外に血漿成分が漏出するために，ヘマトクリット値は上昇する傾向にある．ヘマトクリット値の上昇と腐敗の進行による血球崩壊などにより，各種血球数は評価困難なものとなる．通常，死後1〜2日以内が限度と思われる．

⑥心臓血を左心系と右心系で分けて採取している場合には，それぞれの血液中の電解質を測定することによって，溺死の診断の参考となることがある．淡水の溺死のときは，右心系でナトリウムとクロールが低下し，海水の溺死の際には，上昇する．

⑦胸水中の電解質も，溺死の診断の際に参考となる場合がある．淡水の溺死のときはナトリウムとクロールが低下し，海水の溺死の際には上昇する．ただし，水中に一定期間存在し，腐敗が進行した遺体では参考にならない．

7-2 血液型検査

　血液型検査は，法医学的には個人識別のほか，親子鑑定，犯罪捜査などに欠くことのできない検査である．解剖後採取する試料の保管にあたって本屍の血液型を検査しておく．これは，地震等の災害で保管試料の混合が発生した場合に被害を最小限に食い止めうるし，また鑑定試料の標識，信頼性の維持といった面でも，法医実務上有用であると考えられる．

　今日，DNA 型検査が主流となり，その意義を疑問視する意見も多いが，多くの血液型が存在する中で，当教室ではABO式血液型検査を行っている．ABO式血液型は他の血液型と異なり広く一般人によって認識されており，個人識別に関するそれなりの意義を持っていると考えられるからである．なお他の血液型についての詳細は，他書に譲る．

　ABO 式血液型は，日本人の間ではA，O，B，ABの各血液型がほぼ4：3：2：1の割合で存在しており，出生時や輸血時に調べられていることが多く，多くの人が自分の血液型を知っているため，個人識別の上でも広く用いられている．また，犯罪現場等から捜査資料が採取され，その異同識別が行われる場合の手順として，原則，まず形態検査や血液を含む体液斑の識別検査が行われ，その後にすぐヒトDNA型検査を行うのではなく，まず血液型検査が行われ，資料がふるい落とされることになっている．

　したがって，遺体の血液型を把握しておくことは，捜査資料の異同識別においても重要な意味を持つのである．

a） 血球凝集反応法

　ABO 式血液型は，通常新鮮な遺体であれば血球凝集反応により判定されるのが通常である．血球凝集反応は，おもて試験とうら試験の結果を照合し，最終判定する．

① おもて試験は，抗原抗体反応を利用した赤血球凝集反応により本屍血球上に存在する血液型抗原を検出するものである．解剖時に採取した血球を，3000回転10分間遠心し，血球成分と血漿成分とに分離する．そして血漿成分はうら試験用に別に保存しておき，血球のみを取り出して，生理食塩水で希釈し，3000回転10分間遠心し，再び血球成分を沈殿させる．この操作を2〜3回することにより血球を洗浄する．
- 血球の洗浄をせずに血球凝集反応を行うと，非特異的に反応が起こり，誤判定の原因となるので特に注意する．洗浄が終わった血球は，生理食塩水を用い

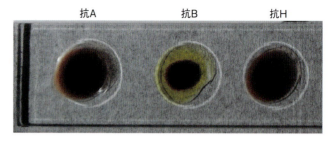

図7-1　おもて試験（B型）
抗B抗体で凝集が認められる．

て3〜5％の血球浮遊液を作り，これを凝集反応の試料とする．
② 検査は室温15〜30℃の実験室内に置いて，ホールガラスの各ホールに抗A抗体，抗B抗体，抗Hレクチンをそれぞれ毛細管ピペットで1滴ずつ滴下する．そして用意した血球浮遊液を各ホールに毛細管ピペットで1滴ずつ滴下し，ホールガラスをよく振とうさせ（10〜15分），凝集の有無を肉眼で観察する．どの抗体で凝集が起こるかによって血液型が判定される（図7-1）．
③ 次にうら試験を行う．先ほど別に保存しておいた血漿を3本の試験管に2滴ずつ入れる．各血液型の血球浮遊液をそれぞれの試験管に1滴ずつ加える．試験管を振ってよく攪拌後，1000回転で1分間遠心し，凝集の有無を肉眼で観察する．どの血球で凝集が起こるかによって血液型が判定される．
④ おもて試験とうら試験の結果を合わせて血液型を判定する．

b） 抗体固定化微粒子凝集反応法

　ABO 式血液型検査は，焼死や腐乱した遺体のように赤血球が溶血した遺体では，ABO式血液型抗体による被検血球の凝集反応により血液型を判定することができない．

① ABOスフィア®（鎌倉テクノサイエンス）によるABO式血液型試験は，官能基をもつアクリルポリマー微粒子にABO式血液型抗体を固定化させることで，溶血血液中に存在する各種のABO式血液型物質をアクリルポリマー微粒子の凝集の形で検出し，血液型を判定することができるものである．
② このABOスフィア®による血液型の判定は，室温15〜30℃の実験室内に置いて，採取した血液をABOスフィア付属のプレートの上段左のウェルに20μL とり，付属の検体希釈液180μL で10倍に希釈する．その後，右隣の2つのウェルに検体希釈液を150μLずつ入れる．
- その後，一番左のウェルからピペッティングをしな

がら50μLずつ隣のウェルに移し，10倍，40倍，160倍の希釈液を作製する．その後，一番上の列から40μLずつ下3段のウェルに移す．最後に300μLの蒸留水で溶解した各A，B，H抗体を固定化した微粒子を40μLずつ各抗体の対応した列のウェルに入れ，30分間振盪する．その後，微粒子の凝集の有無を肉眼で観察する．凝集した抗体の型が検体の血液型と判定される．

③ただし，この方法では若干ではあるが非特異的反応も報告されており，腐った血液等の状態の悪い検体を検査するときは注意が必要である．

c）酵素抗体法（図7-2）

さらに腐敗が進行した遺体等では，血液が全く採取できないものも多く存在する．この場合には，毛髪が有効な試料となる．以前は解離試験を用いて判定するのが一般的であったが，現在では約5mm程度あれば型判定可能な酵素抗体法によるABO式血液型検査法が主に用いられている．以下，有髄毛髪による検査法を簡潔に記載する．ヒストファインSAB-PO(M)キット（ニチレイバイオサイエンス）を用いる．

①採取した遺体の毛髪，およびをコントロールのA，B，O型毛髪を中性洗剤で洗浄し，水洗後，透過型顕微鏡を用いて毛髪の髄がある部分を同定し，はさみで切り出す．

②さらに，ジエチルエーテルで60分間脱脂・乾燥させた．その後，アンモニア，過酸化水素，メタノールを含む脱色試薬と15分間反応させ水洗した．この毛髪に髄があるかどうか再度透過型顕微鏡で確認後，約1mmの長さで必要な本数を切り出す．これをスライドガラスに貼り付けた両面テープ上の各ホール内にのせ，落射型実体顕微鏡で観察しながらピンセットとメスで毛髪を縦に切断し，髄を露出させる．

③これにブロッキング試薬（10％ウサギ正常血清）を10分間反応させ，試薬を紙で吸い取る．そして，各ホール内の各毛髪切片に対応するモノクローナル抗A抗体（オーソバイオクローン抗A），抗B抗体（オーソバイオクローン抗B），ビオチン標識抗Hレクチン（ハリエニシダレクチン・ビオチン標識体，Vector lab）をそれぞれ1滴ずつ滴下し，4℃で一晩反応させる．

④翌朝，PBSで各ホール内を3回程度洗浄し，抗A，B抗体に反応させる試料に関してはビオチン標識の二次抗体を滴下し，10分間反応させた後，PBSで3回程度洗浄する．抗Hレクチンに反応させる試料に関しては，この工程を省く．これはすでに1次抗体にビオチンがついているものが市販されているからである．

⑤抗A，B抗体ホールに対してペルオキシダーゼ標識ストレプトアビジンを1滴ずつ滴下し，5分間反応させ，PBSで再び3回程度洗浄する．最後に全てのホール内にアミノエチルカルバゾールを含む発色試薬を1滴ずつ滴下し，水洗後，落射型実体顕微鏡で観察し，毛髪の髄が赤色に染色された抗体の型が，当該毛髪を持つヒトの血液型であると判定される．

⑥なお，DNAを用いた血液型の判定法もあるが，これについては「7-8．DNA型検査」の項で紹介する．

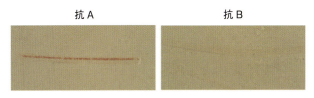

図7-2　A型毛髪の染色像（A型）
左は抗A抗体による陽性像．右は抗B抗体による陰性像．

7-3 エタノール検査

　現在，わが国の飲酒人口は6000万人とも言われ，アルコール（エチルアルコール，エタノール）依存患者は200万人以上いるとされている．飲酒に関連して交通事故や傷害・殺人事件が起こる事例も多く，社会的に大きな問題となっている．司法解剖体のエタノールの検出は，死亡状況をより正確に把握するのに役立つため，重要な検査の1つと考えられている．

a）エタノールの測定

　エタノールの測定には北川式検知管やアルコール検査キット（図7-3）を用いた簡易検査が知られているが，検出範囲や定量の正確性の観点から，ガスクロマトグラフを用いた平衡気化法を用いることが多い．

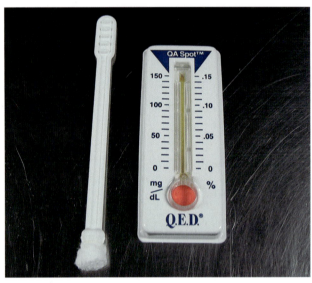

図7-3　アルコール検出キット
〔Q.E.D. A150, ベックス〕

b）当教室における分析方法の紹介

　ガスクロマトグラフィー（GC）の分析条件は，以下の通りに設定する．

① 分析装置はガスクロマトグラフ GC-8A（島津）を例とするが，検出器は水素炎イオン化検出器（FID）を使用し，カラム恒温槽温度は100℃に，試料注入口温度は140℃に設定する．キャリアガスとしては窒素ガスを用い，流速は1分当たり50 mLに設定する．カラムは固定相として PEG1000 25%を含有し，担体として Chromosorb W 60〜80 Mesh を吸着させた 3.2 × 2100 mm ガラス製のカラムを使用する．また測定時間は10分に設定する．

② まず，エタノール標準液として1%（w/v）エタノール水溶液を調整し，また内部標準液として0.1%（v/v）tert-Butanol 水溶液を調整する．

③ 次いで，25 mL バイアル瓶にゴム栓をして重量を測定し，遺体より採取した試料1 mLをバイアル瓶に入れ，ゴム栓をして重量を測定する．バイアル瓶とゴム栓を併せた重量との差から，内部に入れた試料の正確な重量を算定する．さらに，試料を入れたバイアル瓶に内部標準液1 mLを添加し，アルミキャップで密栓した．また，同様に1%エタノール標準液1 mLをバイアル瓶に採取し，重量を測定後，内部標準液1 mLを添加し，密栓する．

④ これら2つのバイアル瓶を予め56℃に加温したヒートブロック内に入れ，約30分加温し，気化させ平衡状態とする．予め70℃に温めておいたガスタイトシリンジをヒートブロック内のバイアル瓶のゴム栓に刺入し，上部のヘッド・スペースガスを1 mL採取し，直ちにガスクロマトグラフィー分析機に注入する．それによって得られるクロマトグラフを記録計のチャート用紙に記録させる．さらに，1%エタノール標準液の測定から得られたクロマトグラフのチャートから検量線を作成し，内部標準法にて本屍より得られた試料中のエタノール濃度を求

表7-1　血液中のエタノール濃度と症状

酩酊度	血液中のエタノール濃度 (mg/mL)	症　状
弱度酩酊	0.2-0.5	無症状，やや判断力低下．
軽度酩酊	0.5-1.0	ほろ酔い程度，呼気アルコール臭．
中等度酩酊	1.0-1.5	情緒不安定，多弁，運転能力著明低下．
高度酩酊	1.5-2.5	歩行障害，眠気，嘔吐，言語不明瞭．
泥酔期	2.5-3.5	歩行不能，意識混濁．
昏睡期	3.5-5.0	意識障害，昏睡，呼吸麻痺．
死亡	＞5.0	

める.

⑤血液中のエタノールの評価を表7-1に示した.エタノールはそれのみで死因となるばかりではなく,アルコール飲酒による交通事故や,アルコール中毒による肝機能障害の発生など,死の誘引として作用する場合があり,これは法医学的に非常に重要である.

⑥呼気中のエタノール濃度は血液中のエタノール濃度の1/2000とされている.当然,血液中の濃度が中毒症状を決定づけるのであり,呼気から間接的に血液中のエタノール濃度を推測することは不正確であり,血液を採取して測定することが望ましい.なお,道路交通法上での酒気帯びの基準は呼気中アルコール濃度で0.15mg/L,血中アルコール濃度で0.3mg/mLである.

c) 血液以外でのエタノール測定

また,血液だけでなく胃内容物や尿中濃度を合わせて測定することは,飲酒の状況や時期等も明らかになり,法医学上重要である.

①アルコールの吸収は,摂取された飲料に含まれるアルコールの濃度,飲酒と同時に食物を摂取したか否かなどによって左右される.摂取したアルコールは,20%は胃から,残りの80%は小腸から吸収される.吸収されたアルコールは,組織にほぼ均等に分布するとされ,血流の多い脳などの臓器では早く分布するとされている.

②エタノールは消化管から吸収された後に約95%が肝臓にて代謝され,残りの5%は呼気や汗,尿などにそのまま排泄される.肝臓では,第1段階として約90%がアルコール脱水素酵素(ADH)により,残りは主にチトクロームP-450 2E1(CYP2E1)により,アセトアルデヒドに代謝される.Km値の違いにより,血液中のエタノール濃度が高くなるにつれて,CYP2E1の寄与が高くなることが知られている.また,CYP2E1は酵素誘導が知られており,慢性のエタノール摂取でエタノールだけでなく,種々の薬物の代謝が亢進する.ADHには酵素誘導は認められない.

③アセトアルデヒドは毒性が高く,悪心,嘔吐,顔面紅潮,心悸亢進等の原因となる.第2段階として,アセトアルデヒドはアルデヒド脱水素酵素(ALDH)により酢酸に代謝される.この代謝酵素には,504番目のグルタミンがリジンに変化する点変位(G→A)が知られており,変異型の活性が低下しているため,変異型のホモを保有する人はアルコール不耐症である.ヒト集団において異なる遺伝子変異が報告されており,近畿地方を中心とする日

本人と中国南部に変異型を持つ人が見られることから,弥生人との関係が疑われている.変異がない人は飲酒に強いとされる一方,依存症になりやすいと言われている.

d) Widmark の式

飲酒後の血液中のエタノール濃度を求めるには,Widmarkの式が知られている.

$$C_0 = \frac{1}{\gamma} \times \frac{飲酒したアルコール量(g)}{体重(kg)}$$

C_0:血液中のアルコール濃度,γ:体内分布係数,アルコール量(g)=アルコール飲料の量(mL)×アルコール濃度×アルコール比重(0.792).

- γ値は,日本人の場合は0.71±0.11などと言われている.
- アルコール飲料のアルコール濃度は,ビールは5%,日本酒は15%,ワインは12%,焼酎は25%程度である.

飲酒後のアルコール濃度の推移は,次の式で表す.

t時間後の血液中濃度(Ct)
　=初めの血中濃度の(C)-減少率(β)×摂取後の時間(t)
β:日本人の場合は0.11程度.

e) アルコールの死後産生

アルコールは腐敗の過程で細菌等によって死後産生されることが知られている.n-プロパノールは死後に産生されるため,n-プロパノールを基準とし,エタノールとn-プロパノールの比が20:1を超える症例では,生前の飲酒が疑われる.n-プロパノールの20倍の値をエタノールの濃度から差し引くことによって生前のエタノールの濃度の推定が可能とする報告もあるが,あくまで参考程度であり,その精度は遺体の保存状況などの様々な要因によって左右され,高いものではない.

7-4 薬毒物検査

わが国の統計では，薬毒物の使用による自殺は比較的多く，縊死，飛び降り，ガス吸引，溺死の次に多い．しかし，現在では以前多かった農薬による自殺は減少し，主に一酸化炭素吸引による死亡の増加の他には，向精神薬，抗てんかん薬等の常用薬物の多量服用で死亡する場合が多い．さらに，近年では睡眠導入剤やシアン等の薬物を使用して自殺や事故・病死を偽装した連続殺人が事後に明らかになる等，自殺と判断する上での薬毒物検査の重要性も指摘されている．

急性の薬毒物中毒症例の解剖所見は，いわゆる急死の所見以外に顕著な所見は認められないことが多く，急性薬毒物中毒死の診断には，原則，薬毒物の定量検査が必須である．ヒトにおける薬毒物の致死量は不明なことも多く，摂取量も定かでない場合が多いので，実際の死亡報告例における血液等の薬毒物濃度が基準となる．

定量検査は，血液だけでなく尿や胃内容物でも行うことで，薬毒物の摂取方法，摂取後の経過時間などが推測できる場合もある．主な排泄経路が尿ではない薬毒物の場合には，薬毒物の代謝排泄経路に合致したサンプル採取をする必要がある．

また，覚せい剤のように反復継続して摂取していることが疑われる薬毒物の場合には，毛髪を採取し，1 cm ごとに覚せい剤の定量検査を実施するとほぼ 1 ヵ月単位での薬毒物摂取歴がわかる．

a）簡易薬物スクリーニング検査キット

現在，わが国においては，試料中の乱用薬物を検出するため，薬物スクリーニングキット，トライエージ DOA® (Biosite Diagnostics) を用いて薬物スクリーニング検査が広く行われている（図7-4）．

トライエージ DOA® は，金コロイド粒子表面に化学的に標式した薬物と試料中に存在する薬物が，試薬として加えた抗体の結合部位を奪い合う競合的結合免疫学的測定（Ascend Multi Immunoassay）を利用した薬物検査法であり，8分類の乱用薬物（フェンシクリジン類，ベンゾジアゼピン類，コカイン系麻薬，覚せい剤，大麻，モルヒネ系麻薬，バルビツール酸類及び三環系抗うつ薬）及びその主要代謝産物が検出可能なキットである．本検査キットによる最低検出濃度は，フェンシクリジン類で 1 mL あたり 25 ng，ベンゾジアゼピン類で 1 mL あたり 300 ng，コカイン系麻薬で 1 mL あたり 300 ng，覚せい剤で 1 mL あたり 1000 ng，大麻で 1 mL あたり 50 ng，モルヒネ系麻薬で 1 mL あたり 300 ng，バルビツール酸類で 1 mL あたり 300 ng，及び三環系抗うつ薬で 1 mL あたり 1000 ng であるとされている．

①本検査キットによる薬物スクリーニングの手順

- 解剖時に採取した尿を十分攪拌した後，遠心分離して上清を使用する．テストデバイスを袋から取り出し，被検体名を記入して反応カップのカバーをはずし，3つのビーズがカップ内にあることを確認する．
- 付属のピペットで検体 140 μL を反応カップに加えたあと，10〜25 ℃で 10 分間反応させる．ピペットを使い，反応カップ中の混合液の全量をマーク位置（CTRL POS と PCP の間）からメンブラン上に移す．
- 液がメンブランに完全にしみこんだあと，洗浄液を 3 滴，薬物検出ゾーンの中央部に滴下する．完全にしみこんだら薬物検出ゾーン内を観察し，バンドの有無を 5 分以内に読み取る．

②主な注意点

- 本検査キットはそもそも生体の尿を対象に開発されたものである．死体尿のほか，死体の血液を除蛋白して検査に用いている施設もあるが，これらの死体由来の試料に関してはすべて適応外であることを認識して注意して用いなくてはならない．また，本検査キットによっては，薬物の定量は困難である．
- 本検査キットはヒトの精神状態に影響しうる乱用薬物のみを対象とした検査キットである．本キットによっては，一般の医薬品や，農薬，シアン化合物，アルカロイド等の多くの薬毒物を検出できない点は注意を要する．
- 検出が予定されている乱用薬物以外に偽陽性反応を示す物質が存在する点にも注意する．たとえば，腐敗した人体より採取された検体においては，腐敗により発生したアミン類のために覚せい剤のパネルが偽陽性となることがある．また，市販の風邪薬服用中の人体に由来する試料からも，モルヒネ系麻薬が偽陽性となることもあるとされる．

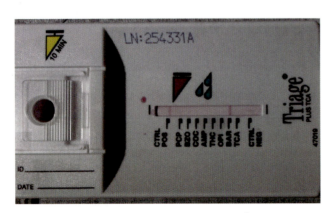

図 7-4　トライエージ DOA®

- さらに，本キットが抗原抗体反応によって判定される原理のため，抗原量と抗体量が至適領域になければならない．たとえば，覚せい剤を多量に服用した場合には，陰性と判定されることもある．
③このように，本キットのある薬物パネルにおいて陽性または陰性と判断されたとしても，そのパネルに該当する薬物が試料中に含有されていることが完全に保証されるものではない．つまり，本検査は乱用薬物に関してのみのスクリーニング（篩い分け）を目的としているため，診断を確定できるものではない．
- 本検査キットによって陽性と判定された場合はもちろん，陰性の場合であっても，薬物摂取が少しでも疑われる場合には，ガスクロマトグラフィー・マススペクトロメトリー（Gas chromatography mass spectrometry; GC/MS）等の確実な方法で確認する必要があることを十分認識しなくてはならない．

b）大型分析機器検査

トライエージなどによる簡易薬物スクリーニング検査は，代表的な乱用薬物のうちの8分類の薬物を迅速に検査し証明することができる．しかし，抗原抗体反応を利用しているため，具体的かつ正確な薬物の同定はできない．また，過度に高い濃度や腐敗が著しい場合には，陽性反応が出ないことがある（偽陰性）ほか，現実には8分類の薬物以外の様々な薬毒物が，自殺や他殺，事故の場合に関連していることが多いため，薬毒物をそもそも検出できない場合もある．

薬物スクリーニング検査で陽性と判定された場合はもちろん，死亡していた現場の状況や解剖所見などから少しでも薬毒物摂取の疑いがある場合，もしくは死因が不明な場合等には，薬毒物が死因に関与した可能性を検討するために，より多くの種類の，かつ正確な検出が可能な大型機器分析器を用いた薬毒物の定性検査が必要となる．

①当教室における大型機器分析の方法を簡単に記載する．
- 解剖時に採取された血液から液体クロマトグラフィー質量分析装置（Liquid chromatography mass spectrometry; LC/MS）及び The ChromaLynx® （薬毒物スクリーニングソフトウェア）（日本ウォーターズ）を用いて薬物同定を行っている（図7-5）．
- 試料の前処理は，アセトン除タンパク法を用いる（詳しくは，薬毒物検査マニュアル，1999を参照）．すなわち試料 100 μL に対しアセトン 200 μL を加え，撹拌後遠心分離（10,000 g, 10分間, 4℃）し，その上清 5 μL を LC/MS を用いて，保持時間と質量数の測定を行う．

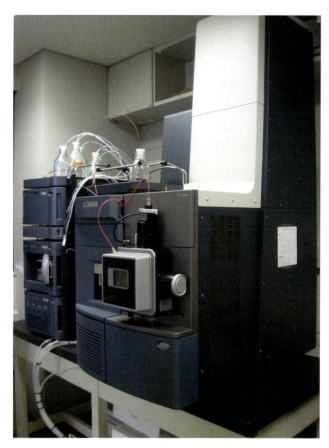

図7-5　UPLC-TofMS〔日本ウォーターズ〕

- 分析に使用している LC/MS 機器は，液体クロマトグラフィー（LC）システム（2695, 日本ウォーターズ），質量分析装置（MS）（ZQ, 日本ウォーターズ）からなるものを用いている．
②分析に使用した LC/MS の分析条件は，日本ウォーターズ指定の方法であり以下に示す．
- LCの条件：カラム（Waters Xterra® C18, 日本ウォーターズ）（粒子径 3.5 μm, 内径 2.1 mm × 長さ 150 mm），移動層A（5 mM ギ酸アンモニウム水溶液 + 0.05% ギ酸），移動層B（アセトニトリル + 0.05% ギ酸），流量（0.2 mL 毎分），分析時間（26分），グラジエントスケジュールを以下に示す．
  ㋐ 0〜2分：移動層A 95%, 移動層B 5%
  ㋑ 2分〜16分：移動層A 10%, 移動層B 90%
  ㋒ 16〜20分：移動層A 95%, 移動層B 5%
  ㋓ 20〜26分：移動層A 95%, 移動層B 5%
  カラム温度（30℃）.
- MSの条件：測定分子量範囲（100〜700 m/z），測定時間（0〜26分），イオンモード〔ESI（−）コーン電圧 15 ボルト, ESI（+）コーン電圧 15, 30, 45, 60 ボルト〕，キャピラリー電圧（3.2 キロボルト），ソース温度（125℃），脱溶媒ガス温度（300℃），脱溶媒ガス流量（500 L 毎時），コーンガス流量（100 L

44　第7章　解剖に伴う各種検査法

毎時).

③薬毒物の判定は同定ソフトの The ChromaLynx XS®（日本ウォーターズ）で行う. The ChromaLynx XS® は LC/MS 測定により得られたクロマトグラムから，分子量を検出して National Institute of Standards and Technology（USA）が開示している薬毒物の保持時間及び質量数情報を収載した約1000種類のライブラリーから検索し同定する.

全ての薬毒物が一つの機器および一つの抽出法で検出できるわけではない. 大型分析機器には LC/MS だけでなく，他にも様々な機器がある. また，薬物の抽出法にも，様々な方法がある. 薬毒物に応じて機器や抽出法にも工夫をしないと犯罪に使用された薬毒物を見逃す結果となる. 捜査情報も，薬物同定における方法選択において重要情報の一つとなるので十分注意する.

当教室では，比較的中分子量の薬毒物検出に優れる LC/MS と比較的低分子量の薬毒物の検出に優れる GC/MS を併用することにより，より広い範囲での薬毒物のスクリーニングができるように心がけている.

c）硫化水素

硫化水素 H_2S は無色透明の腐乱臭のある気体である. 生体では，吸入によってチトクロームオキシダーゼ阻害による細胞内呼吸障害で中毒症状が発現すると言われており，100 ppm 以下で粘膜の刺激症状，100 ppm 以上で中毒症状が顕著となり，血圧の変動，不整脈，悪心嘔吐などが出現し，300〜500 ppm で肺水腫を惹起し，600 ppm 以上で致死的状態に陥ると言われている（表7-2）.

一般的に硫化水素中毒死の遺体は，皮膚が硫化ヘモグロビンの形成のために緑褐色調を呈すると言われているが，死亡後早期では，茶褐色調を呈する場合もある.

硫化水素の検出は，当教室では酢酸鉛試験紙法を用

表7-2　大気中の硫化水素の濃度と症状

濃度（ppm）	症状
1000〜2000	即死
600	約1時間で死亡
300〜500	肺水腫
100〜200	嗅覚麻痺
50〜100	気道刺激，結膜刺激症状
1	労働安全衛生法規制値（管理濃度）
0.02〜0.2	悪臭防止法に基づく大気濃度規制値
0.00041	臭いの閾値

いて定性試験を行っているが，他にも検知管によるものが知られている. 尿，血清，脳脊髄液などであれば，メチレンブルー法も知られている. いずれも簡易検査であるので GC-MS などの大型分析機器を用いた検査を行うのが良い.

硫化水素は腐敗によっても産生されるため，血液や臓器の採取後に直ちに測定するのが良く，凍結保存は −80℃で行い，融解は冷蔵庫内で行うのが良い.

d）シアン

シアンは，工業などで日常的に使用されている薬毒物の1つであるが，微量であっても服用すると致死的となるため，中毒事故だけでなく犯罪においても使用されることが多い. しかしながら，血液中や尿中に含有していたとしても，頻用されている簡易薬物スクリーニング検査で検出することができない（表7-3）.

したがって，本屍の死亡していた現場の状況や解剖所見などから少しでもシアン中毒の疑いがある場合，もしくは死因が不明な場合等には，シアンが死因に関与した可能性を検討するために，別途シアンを検出する検査が必要となる.

シアンはシアン化カリウムやシアン化ナトリウムの状態で経口服用されることが多い. アルカリ性であり，粘膜腐食性が強い. 胃酸によってシアンガスとなり，肺や粘膜から吸収される. 呼吸鎖のチトクロームオキシダーゼを阻害し，内窒息を引き起こす.

シアンはペンタフルオロベンジル誘導体化法を用いた GC-MS で検出する方法などが知られているが，大型分析機器が設置されていない場合には，シェーンバイン法に基づいた水質検査用のキット Cyan-Test wako（和光純薬工業）を利用して簡単に検出ができる.

①試料を添付の試験管に 5 mL とり，試料中の酸化物質を分解するために前処理剤を添付のサジですり切り一杯加え溶解させる. さらに試験管に中和剤1錠を加え，直ちに密栓して1分間攪拌し錠剤を崩壊させる. 次に，試験管のゴム栓を発色試液で湿らせた試験紙付きゴム栓とすばやく交換する.

②判定は10分後の試験紙の色調を付属の色調表と直ちに比較し，試料中のシアン濃度を読み取る.

喫煙者の血漿や唾液中にはチオシアン酸が含まれていることから，酸性にするとシアンガスを発生してしまい，誤判定を起こす場合がある. ただし死に至るような高濃度のシアンガスが発生することはない.

表7-3　シアン中毒死例の血液・臓器中のシアン濃度（mg/L or mg/kg）

	Blood	Brain	Liver	Spleen	Kidney	Urine
Ingestion（34 cases） Average (Range)	12.4 (1.1-53)	2.9 (0.6-16)	7.7 (0.7-23)	43.9 (0.5-398)	5.7 (0-27)	0.1 (0.5-1.1)
Inhalation（3 cases） Average (Range)	7.0 (1.0-15)	1.4 (0.1-3.4)	0.8 (0-2.0)		1.1 (1.1)	2.0 (2.0)

表7-4　トルエン中毒死例の血液・臓器中のトルエン濃度（mg/L or mg/kg）

	Blood	Brain	Lung	Liver	Kidney	Urine
Average (Range)	22 (10-48)	47 (10-182)	12 (3-35)	43 (13-73)	21 (11-39)	3 (1-5)

e）シンナー

シンナーは，塗料や接着剤などを溶かしたり薄めたりするために汎用されている有機溶剤の混合物である．主成分はトルエン，酢酸エチル，メタノールである．人体に対しては麻酔作用を有している．このため，シンナー遊びやボンド遊びとしての乱用が知られている．毒物及び劇物取締法で使用や所持，譲渡が制限されている．脂溶性であり，粘膜刺激性が高い．

直接死因としては，シンナー服用により呼吸中枢麻痺を来し，窒息するなどが考えられる（表7-4）．

①トルエンの定性検査は，ガスクロマトグラフィー（GC）を用いてヘッドスペース法で行う（薬毒物検査マニュアル，2009）．

• 1 mL あたり 100 μL のトルエン溶液の保持時間を比較し同定を行う．試料の処理は，ヘッドスペース法を用い，ねじ口バイアルに試料 100 μL を加え封入し，70℃ 水浴上で 30 分加温し，バイアル中の飽和気層 1 mL をガスクロマトグラフ（GC-8A，島津）に注入し，保持時間とピーク面積の測定を行う．

• 分析に使用した GC の測定条件は，下記の通りに設定する．
GC 条件：カラム（Porapak Q 100～120 mesh），温度（カラム，注入部，検出器で 180℃），キャリアガス（150 kPa）．

②トルエンの乱用者に認められる尿中の馬尿酸の検出については，高速液体クロマトグラフ（HPLC）を用いて分離し紫外分光光度計（UV）で馬尿酸を検出する．
操作手順は以下の通りである．

• 試料の処理は，有機溶媒除タンパク法を用い，試料 100 μL にアセトニトリル 200 μL を加え撹拌し，遠心分離上清（4℃，10,000 g，10 分）を HPLC にアプライし，保持時間とピーク面積の測定を行う．

• 分析に使用した機器は HPLC システム（DP-8020 CO-8020 AS-8021 UV-8020，TOSOH），クロマトパック（C-R8A，SHIMADZU）である．

• 分析に使用した HPLC の測定条件は，カラム：Inartsil ODS 2.1 mm × 15 cm，流量：0.2 mL/分，カラム温度：40℃，UV 検出波長：210 nm，移動層 5 mM，SDS を含む 10 mM リン酸緩衝液（pH3.5）：アセトニトリル ＝ 90：10 である．1 mL あたり，10 μL の馬尿酸溶液の保持時間を比較し同定を行う．

7-5 精液検査

性犯罪の認知件数は減少してきているものの，2015（平成 27）年で強姦は 1167 件，強制わいせつは 6595 件に上る（表 7-5）．これらの性犯罪の立証における精液の検出の意義は非常に大きい．精液の検出は，従来は精子そのものを顕微鏡で検出する方法が一般的であったが，強姦後数日経過すると精子の鞭毛がなくなり判別しにくくなることや，加害者の精子が少ない場合や無精子症の場合には立証が困難である．

a）主な検査法

現在では，精子を染色し，判別しやすくしたり（Baecchi 染色，Corin-Stockis 染色，クリスマスツリー染色），蛍光標識して検出しやすくするなどの精子検出法（SPERM HY-LITER®, Independent Forensics）の工夫がなされるほか，精液に含まれる前立腺酸性フォスファターゼ，前立腺特異抗原（Prostate Specific Antigen; PSA）検出キット（PSA Semiquant, Seratec）（図 7-6），セメノジェリン検出キット（RSID®-SEMEN, Independent Forensics）が知られている．中でもイムノクロマト法を用いた PSA やセメノジェリンの検出は感度が高く，スクリーニングとして頻用されている．

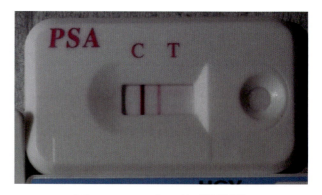

図 7-6　PSA カード（陰性例）

b）注意点

抗原抗体反応によって検出する方法であるため，抗原と抗体の濃度のバランスに至適領域がある．したがって，抗原と抗体の濃度のいずれかが極度に高かったり極度に低かったりすると，検出できないことがある．

セメノジェリンは PSA と異なり女性から検出されることがなく，特異性と感度が高いものとして知られていたが，日本製のキットの販売は中止され外国製のみ入手可能である．そこで，現在では男性の精液中に存在する PSA をイムノクロマト法で検出するキットが一般的に使用されている．本キットは前立腺肥大症や前立腺癌のスクリーニング検査に用いられているが，非常に高感度であり，100 万倍希釈精液でも陽性と判定されることがある．

表 7-5　強姦・強制わいせつ認知件数・被害発生率の推移（平成 17〜26 年）

年次	強姦 認知件数	強姦 被害発生率	強制わいせつ 女子 認知件数	強制わいせつ 女子 被害発生率	強制わいせつ 男子 認知件数	強制わいせつ 男子 被害発生率
平成 17 年	2,076	3.2	8,534	13.0	217	0.3
平成 18 年	1,948	3.0	8,140	12.4	186	0.3
平成 19 年	1,766	2.7	7,464	11.4	200	0.3
平成 20 年	1,582	2.4	6,928	10.6	183	0.3
平成 21 年	1,417	2.2	6,577	10.0	111	0.2
平成 22 年	1,293	2.0	6,866	10.4	161	0.3
平成 23 年	1,193	1.8	6,709	10.2	161	0.3
平成 24 年	1,265	1.9	7,087	10.8	176	0.3
平成 25 年	1,409	2.2	7,446	11.4	208	0.3
平成 26 年	1,250	1.9	7,186	11.0	214	0.3

注　1．警察庁の統計及び総務省統計局の人口資料による．
　　2．「被害発生率」は，人口 10 万人当たりの認知件数（男女別）をいう．ただし，強姦については，女子人口 10 万人当たりの認知件数である．
　　3．一つの事件で複数の被害者がいる場合は，主たる被害者について計上している．

c）検査手順

通常，解剖時にガーゼ片に採取された腟ぬぐい液試料を用いて，精液検査を行う．

① PSA Semiquant（Seratec）を用いる．採取斑痕の0.5 cm 角を切り取り，250 μL の生理食塩水で浸出させた後，遠心し，上澄みの200 μL を検査に使用する．検体滴下部に資料を滴下し，10分放置させる．そしてコントロール列（C）に赤色のラインが発色するのを確認した後，テスト列（T）に赤色のラインが発色するかどうかを確認する．陰性コントロールを置くとともに，検体に余裕があれば希釈系列を作製して検査するのが好ましい．

②精液が斑痕状態になって乾燥している場合には，比較的長期間にわたって安定であり，古い試料でも検出されることがある．しかし死体の腟内容に関しては，死後相当時間を経過したものでは信頼性は乏しいと考えられる．また，PSA は女性の尿道周囲腺に発現しているとの報告もあり，特に避妊薬を飲んでいる場合にホルモンの関係から，性行為がなくとも検出されることがあるなどの報告もある．

③この方法で陽性となった場合には，従来の精子染色法と，Y染色体 STR 検査等を行い，より正確な診断を行う．

7-6　血中一酸化炭素ヘモグロビン飽和度検査

一酸化炭素は，無味無臭の空気よりわずかに軽い（対空気比重 0.968）気体であり，水にほとんど溶けない．したがって気がつかないうちに中毒に陥ることが珍しくない．一酸化炭素中毒死体の外表所見では，死斑が鮮紅色を示すなどと言われているが，実際の診断は非常に困難である．パロマ社製のガス湯沸かし器の欠陥による一酸化炭素中毒死事件のように，警察や解剖医が死亡状況に立脚した検査をせずに一酸化炭素中毒を見逃し，病死として処理してしまう可能性もあるので注意しなくてはならない．

一酸化炭素ヘモグロビン飽和度の検出は，車の排気ガスや練炭などを用いた自殺の他に，火災などでの焼死や一酸化炭素中毒死の診断において重要である．

一酸化炭素の毒性は，血液中のヘモグロビンに結合することによって酸素の運搬供給を阻害することによって発せられる．一酸化炭素は，酸素に比してヘモグロビンに対して200から300倍の親和性があるためなかなか解離されず，ヘモグロビンは安定である．しかしながら救急搬送時や搬送後の高濃度酸素を用いた人工呼吸によって速やかに低下することに注意しなくてはならない．

一酸化炭素飽和度の測定法にはいくつかあるが，分光光度計を用いた方法が簡便であり多用されている．当教室では，解剖時に採取された血液を用いて分光光度法によって一酸化炭素ヘモグロビン飽和度を測定している．

a）分光光度法の原理

①通常の血液中のヘモグロビンの主たる存在形態は，酸素ヘモグロビン（O_2-Hb），還元ヘモグロビン（H-Hb），メトヘモグロビン（Met-Hb）及び一酸化炭素ヘモグロビン（CO-Hb）である．分光光度法は，これらヘモグロビンの吸収スペクトルの違いを利用してCO-Hb（％）を求めるものである．

②すなわち，O_2-Hb，CO-Hb，Met-Hb のうち，O_2-Hb と Met-Hb はいずれもハイドロサルファイトナトリウムによる還元によって Hb となるが，CO-Hb は還元されないため，試料を還元した際の吸収スペクトルは CO-Hb と Hb の合成スペクトルとなる．Hb は波長555ナノメートル（E555）に1本，CO-Hb は波長538ナノメートル（E538）と波長568ナノメートル（E568）の2本の吸収極大が存在するので，血液試料中のCO-Hb（％）が増加するにつれて，

還元後の E555 は減少し，E538 と E568 は増加する．したがって，吸光度比（E538/E555）と CO-Hb（%）との関係についての検量曲線を描いておけば定量が可能となる．

③種々の波長を組み合わせて検量曲線を作成すると，本方法で選んだ吸光度比 E538/E555 はほぼ直線で近似できるので，容易に検量線を描くことができる．

b）一酸化炭素ヘモグロビン飽和度の測定

①まず，非喫煙者の血液を 0.1%炭酸ナトリウム溶液で 200 倍に希釈して試料溶液とし，その 10 mL にハイドロサルファイトナトリウム約 10 mg を加えて溶かし，15 分間放置後，ただちに吸光度 E538 及び E555 を測定し，その比（E538/E555）を求め，この値を A_0 とする．

・次に，同じ試料溶液に一酸化炭素ガスを流量 1 分当たり約 50 mL で 1 分間導入したのち同様に操作して E538 と E555 を測定し，その E538/E555 を A_{100} とする．

②一方で，本屍の解剖時に採取した心臓血を 0.1%炭酸ナトリウム溶液で 200 倍に希釈して試料溶液とし，その 10 mL にハイドロサルファイトナトリウム約 10 mg を加えて溶かし，15 分間放置後，ただちに吸光度 E538 及び E555 を測定し，その比（E538/E555）を求める．

・この値を Ax とし，検体血液中の一酸化炭素ヘモグロビン飽和度（%）を次式で算出する．

$$CO\text{-}Hb\,(\%) = (Ax - A_0)/(A_{100} - A_0) \times 100$$

c）その他の方法

他にもガスクロマトグラフィーや，CO オキシメーターを用いた方法が知られている．ガスクロマトグラフィー法は，密閉した容器内に資料を入れて，フェリシアン化カリウムを加えて一酸化炭素を解離させ，遊離した一酸化炭素をガスクロマトグラフィーで分析，定量する．

d）一酸化炭素ヘモグロビン飽和度の評価

このように算出された一酸化炭素ヘモグロビン飽和度の評価は比較的難しい．

・喫煙者においてはすでに 10%前後の人もいる．一般に 20 から 30%で，頭痛や吐き気などの症状を呈し，30 から 40%で意識消失等の重篤な症状を呈し，50 から 60%で致死的な状態に陥り，死亡に至る．

・日本法医学会の調査によれば，一酸化炭素中毒と診断された死体の平均一酸化炭素ヘモグロビン飽和度は，60.5 から 66.3%であり，火災現場で発見された死体のうち，焼死と診断された症例では 47.9%である．空気中に 1%の一酸化炭素があると 10 分程度で死亡する．0.2%では 1 時間程度で死亡すると言われている．

・しかし，暴露時間や個体差，蘇生行為等が血液中の一酸化炭素ヘモグロビン飽和度と死亡に大きく影響するため，一律に何%以上であれば死亡としてよいという基準はない．死亡状況等も勘案して決定するべきと考えられる．特に木造家屋が多いわが国では，一酸化炭素ヘモグロビン飽和度の測定に加えて，建材等の燃焼によって発生するシアン化合物の検出をあわせて行うことが，火災現場で発見された遺体などのより正確な死因診断に資すると考えられる．

・生前に一酸化炭素に暴露したときは，右心系の血液よりも左心系の血液において一酸化炭素ヘモグロビン飽和度が高いことが知られており，1.33 以上であれば生前に吸入した可能性が高いと言われている．

・さらに，腐敗した遺体などでは一酸化炭素中毒ではないにもかかわらず，一酸化炭素ヘモグロビンが検出されることがあるので注意しなくてはならない．

7-7 プランクトン検査

プランクトン検査は壊機試験と言い，古くから溺死の有力な診断法の一つとして用いられてきた．

すなわち海水や河川の水の中には数々の種類のプランクトンが繁殖している．溺死する際に，このプランクトンを含む水を気道から吸引することにより，肺内にプランクトンが流入する．このプランクトンは，溺死の過程において，さらに肺胞から血液の流れに乗り全身を巡ることになる．したがって，これらのプランクトンが肺のみならず，全身の臓器から検出されることが溺死の有力な根拠となりうるのである．プランクトンの中でも硅藻類を検出する方法が，壊機法と呼ばれる方法である．

a）当教室での壊機試験の手順
①肺臓においては肺門部より可能な限り遠位の部位から，また，腎臓においては腎門部よりやや遠位に当たる皮質・髄質の境界部から，肝臓においては被膜より離れた肝臓実質部から，それぞれ，混入防止のために表面部分を除去しつつ，臓器片を重量にして約4g採取する．
- これら各臓器片および胃内容約4gを三角フラスコに入れ，69％の硝酸を100mL注入し，ドラフト内にて約20時間静置する．その後，このフラスコを約2時間熱し，溶液が淡黄色透明となり白煙のみを生ずる段階で，10分間室温で冷却し，95％の硫酸を5mL加えて撹拌する．
- さらに溶液が淡黄色透明となり白煙のみを生じるまで5時間程度再度加熱する．加熱により20mLまで濃縮させ，得られた溶液を50mLの遠沈管に移す．さらにフラスコの底に残留する沈殿物を蒸留水にてさらい，遠沈管に加える．この遠沈管を500xgで5分間遠沈し，上澄液を除去し，蒸留水を加えて撹拌し，さらに5分間遠沈する．
- 次に，上澄液を除去し，底部の2mLを試験管に移し，蒸留水を加え，500xgにて5分間遠沈する．同様の手順で遠沈を5回繰り返す．その後，上澄液を除去し，底部には1.5mLの溶液を残し，カバーガラスへ塗布する試料とする．
②一方，対照として，本屍発見の現場より採取した水に含まれるプランクトンを検索するため，以下の手順で試料を作製する．
- 警察等から入手した遺体発見現場もしくは死亡推定現場から採取された水（腐敗防止のため，予め少量のホルマリンを加えておいたもの）10mLを，試験管に注入する．この試験管を5分間遠沈し，上澄液を除去したものに蒸留水を加え，再度500xgで5分間遠沈する．同様の手順で遠沈を4回繰り返す．上澄液を除去し，底部には1.5mLの溶液を残し，カバーガラスへ塗布する試料とする．
- 上記手順により，肺臓片，腎臓片，肝臓片，胃内容及び死体発見現場の水を処理して得られた試料を25×24mmカバーガラスに塗布する．このカバーガラスは10時間以上乾燥させる．その後，スライドガラスにマウントメディアを1滴滴下し，水分の全くない状態になったカバーガラスを塗布面を下にして被せ，ガーゼと脱脂綿で先端を包んだガラス棒で軽く圧する．
- 鑷子を用いてスライドガラスの底面をアルコールランプに3秒かざし，マウントメディアがカバーガラス全体に広がった状態で2秒程度炎から外し，もう1度炎にかざした後，カバーガラス辺縁部より小炎が生じてから1秒後に炎から外し，ガラス棒にて圧着させる．これを数日静置し，エタノールでスライドガラス表面を清拭する．
- このように壊機試験を実施して，作製したスライドガラスを顕微鏡にて100倍の倍率下において観察し，酸で処理した後に残る硅藻類を検出する．

b）本法の欠点
本法は臓器と硅藻類の殻以外の臓器に含まれるすべてのものを溶解させてしまうため，植物プランクトンの一部しか検出できず，検出感度が低くなるという欠点がある．このため，プロテイネースを用いて動物プランクトンも観察できる方法や，臓器から硅藻類のDNAをPCR法を用いて増幅し，検出する方法等が報告されている．

c）解釈の重要性
いずれにせよ，臓器からプランクトンを検出する方法はその解釈が重要となる．なぜなら，死後に水中に投入された水中死体でも，死後気道内に水が流入し，肺から検出されることがあるからである．どのくらいの検出プランクトンの数を溺死とするか，死後流入によるものとするかの閾値も定かではない．また，明らかな溺死体であったとしても，溺死場所の河川や海中にプランクトンが少なく，臓器から検出されない場合も存在する．したがって，プランクトン検査は溺死の診断における有力な検査の1つではあるが，解釈が困難な場合も存在し，他の所見と合わせて診断するのが好ましい．

7-8 DNA 型検査

a）ヒト DNA 型検査（図 7-7）

ヒト DNA 型検査は法医学的に個人の異同識別のほか，親子鑑定，犯罪捜査などに欠くことのできない検査である．

DNA 型検査は，1985 年の DNA フィンガープリント法の報告に始まるが，比較的多量の，傷みの少ない DNA を必要とするために，現実の犯罪捜査においては制約が存在した．しかし，PCR 法が開発され，少ない DNA 量であっても増幅することによって DNA 型を判定することができるようになった．

数塩基から数十塩基の配列を基本単位とした反復配列（ミニサテライト）の回数が個体によって異なることを用いた個人識別法が開発された（Variable Numbers of Tandem Repeat; VNTR）．足利事件等で用いられた MCT118 型検査などが知られている．

ただしこの検査法は，痛んで断片化した DNA では判定が難しいことから，断片化に強いもっと短い繰り返し配列の解析法が開発された．現在汎用されている DNA 型検査は，ヒトゲノム中の 2～5 塩基対の短い配列を基本単位とした反復配列（マイクロサテライト，ショートタンデムリピート：Short Tandem Repeat; STR）の回数が個体によって異なることを用いた個人識別法である．DNA 量にして 0.5 ng 程度あれば可能であり，これは抜去毛の 1 本の毛根部の細胞から DNA を抽出した量とほぼ同程度である．

以下に現在主流である常染色体 STR 型判定の方法の概略を記載する．

① 採取した試料は，滅菌水で洗浄しエタノールで固定する．乾燥後の試料を細切し Proteinase K 溶液にて蛋白質を溶解後，フェノール・クロロホルム抽出法にて DNA を回収してもよい．また，採取した試料が歯牙，人骨であればエタノール固定後，0.5 M EDTA 溶液にて脱灰処理を行った後に DNA を抽出する．

② 簡単な DNA 抽出キットも市販されており，QIAamp DNA investigator kit（キアゲン）等を使用して DNA を抽出しても良い．解剖時に採取した 200 μL の血液や，25 mg 程度の筋組織等から DNA を抽出することができる．

③ ヒト DNA 型の検査は AmpFℓSTR® Identifiler® Plus PCR Amplification Kit（Thermo Fisher Scientific）が使用されることが多い．本キットには常染色体上の 15 座位に存在する DNA の繰り返し配列を増幅する蛍光プライマーが含まれており，個人により異なる長さの DNA の繰り返し配列を増幅して個人識別をすることができる．また，本キットではアメロゲニン遺伝子による性別判定が可能である．

④ PCR の増幅にはキットに含まれる AmpFℓSTR® Identifiler® Plus PCR Amplification Kit の PCR Reaction Mix 10.5 μL と AmpliTaq Gold® DNA Polymerase（Thermo Fisher Scientific）0.5 μL，AmpFℓSTR® Identifiler® Plus PCR Amplification Kit の Primer Set 5.5 μL を混合した Master Mix を準備し，Master Mix 15 μL と 0.1 ng/μL に調整した DNA を 10 μL 混合する．

⑤ 増幅条件はキットの手順書に従い，95℃で 11 分間加温した後，94℃の変性を 20 秒，59℃の結合反応と伸長反応を 3 分間のサイクルを 28 回繰り返した後，60℃で 10 分間の最終伸長反応を行う．

⑥ 反応終了した PCR 反応液 1 μL を精製し，Hi-Di® Formamide 8.7 μL と GeneScan®（Thermo Fisher Scientific）500LIZ® Size Standard 0.3 μL に加え混合し，混合液を 95℃で 3 分間加熱し，すぐに氷水で急冷する．そして混合液中の DNA の繰り返し配列を Applide Biosystems PRISM®310 Genetic Analyzer（Thermo Fisher Scientific）で検出する．

⑦ 検出結果の解析には GeneMapper IDX ソフトウェアを用いる．AmpFℓSTR® Identifiler® Plus Amplification Kit は，常染色体上の 15 座位に加えて，アメロゲニン遺伝子による性別判定が行えるものであるが．近年座位数を 24 に増やした Globalfiler® PCR Amplification Kit（Thermo Fisher Scientific）が発売され，今後広く使用される可能性がある．

⑧ 親子鑑定などでは，父方と母方からの各座位における DNA 型の組み合わせとして矛盾がないかどうかを見るとともに，父権肯定確率の算出等が行われて

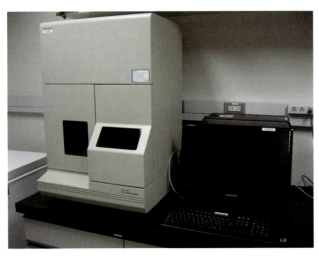

図 7-7　シークエンサー

〔ABI PRISM® 310 Genetic Analyzer, Thermo Fisher Scientific〕

いる．個人の異同識別では多数のローカスを検査することにより，理論上，4兆7000億人に1人という高い精度で個人識別が可能となった．しかしながら，理論上の非血縁者を前提としたものであって，小さな血縁関係が濃厚な集落内での個人識別ではこの精度は保証されない．また，常染色体のマイクロサテライトの突然変異は平均0.1%とも言われており，親子鑑定等で逆に否定される可能性もあるなど，100%の正確に判定される訳ではない．

⑨現在は，さらに進んで一塩基多形（Single Nucleotide Polymorphism; SNP）による個人識別法が開発されているが，マイクロサテライトやミニサテライトと比べて識別力が低いため（ホモとヘテロの3型しかない），数多くのローカスを調べなくては精度が確保できないという問題点がある．

⑩性犯罪などでの混合斑痕を用いて被疑者の男性のDNA型検査を行う場合には，性犯罪に使用できるY染色体STRのキット（AmpFℓSTR® Yfiler® PCR Amplification Kit）等も発売されている．混合斑痕からの精子からのDNA抽出は，通常の口腔内細胞や血液と異なり困難であるので，2段階細胞溶解法を用いてDNAを抽出することが多い．

b）ABO式血液型

ABO式血液型は前述の血球凝集反応法で判定するのが一般的であるが，腐敗等により溶血し，不可能な場合も存在する．そのような場合に毛髪等を用いた酵素抗体法で行う方法なども前述したが，従来の血清学的方法でうまく判定できない場合にはPCRを用いたDNAによる血液型判定法もある．

DNAの抽出は前述の通りであり，特別な方法を用いる必要はない．

① ABO式血液遺伝子型判定は，PCR-RFLP法（polymerase chain reaction-restriction fragment length polymorphism，ポリメラーゼ連鎖反応-制限酵素断片長多型）を利用した報告（Ladd et al. J Forensic Sci 41：134-137, 1996）が有名である．

②本法は，欠失や置換がないA型糖転移酵素の配列を基本として，血液型遺伝子のある第9染色体の第6エクソンの261番目のGの欠失（Oアリル）と第7エクソンの703番目のG→Aへの1塩基置換（Bアリル）を含む領域を別々にPCR増幅し，制限酵素の消化により酵素の認識切断塩基配列の有無でアリルを識別する方法である．

③PCR反応液は10 × PCR buffer 5μL，2 mM dNTP mix 5μL，sense primer（10 pmol/μL）1.5μL，antisense primer（10 pmol/μL）1.5μL，AmpliTaq Gold®（5U/μL）0.25μL，template DNA（10 ng/μL）2.0μLに滅菌精製水を加えて総量を50μLにしたものを使用する．

• 261番目の塩基を含む領域を増幅するprimerはsense側とantisense側に各々5'CATGTGCAGTAGGAAGGATGTCCTC3'，5'ACCTCAATGTCCACAGTCACTCGCC 3'を用いる．703番目の塩基を含む領域の増幅にはsense側，antisense側にそれぞれ，5'GTGCGTGGACGTGGACATGGAGTTC3'，5'CAGGTAGTAGAAATCGCCCTCGTCCTTG3'を使用する．

• PCRは始めに95℃で10分間反応させた後，94℃1分，58℃2分，72℃3分の反応を35サイクル行い，PCR増幅産物をloading bufferと混合し2%アガロースゲルに添加し0.5 × TBE buffer中で電気泳動を行った後にエチジウムブロマイド染色を施し紫外線照射下で判定する．

④増幅産物を認めた資料に対して制限酵素による消化反応を行う．261番目の塩基領域増幅産物に対してはPCR増幅産物5.0μL，制限酵素KpnⅠ0.2μL，10 × NEB buffer 1.0μL，100 × BSA 0.1μLに滅菌精製水を加えて10μLにして37℃にて12時間消化させる．

• 同様に703番目の塩基領域増幅産物は5.0μL，制限酵素AluⅠ0.2μL，NE buffer 2 1.0μLをとり滅菌精製水で10μLにしたのち，上述の通り37℃で12時間消化させる．制限酵素により消化切断されて生じたDNA断片をloading bufferと混合した溶液を12.5%ポリアクリルアミドゲルに添加しトリスグリシンbuffer中でゲル1枚当たり20 mAの電流をかけて泳動を行いエチジウムブロマイドで染色後紫外線を照射してそのDNA断片長の違いから型判定を行う．

⑤ここで重要なのは，ABO式血液型を規定する遺伝子変異（SNP）は多数報告されており，上記方法はそのうちの代表的な部分を見たものにすぎないということである．上記方法で検査を行った場合に，表現型と遺伝子型の判定が異なる可能性があることを知っておかなければならない．

⑥ABO式血液型を簡便に判定できるDNAチップ（東洋鋼鈑）も販売されている．

c）性別判定

PCR法を用いたアメロゲニン遺伝子による性別判定の概略の一例（Mannucci et al. Int J Leg Med 106: 190-193, 1994）を以下に示す．

①本方法は，X染色体，Y染色体上のアメロゲニン遺

伝子を共通 primer を用いて PCR 増幅するとそれぞれ 107 bp，113 bp の性染色体によって異なる増幅産物が得られるが，この増幅産物長の違いから性別の判定を行う方法である．

② 共通の primer は sense primer に 5'CCCTGGGCTCTGTAAAGAATAGTG3'，antisense primer に 5'ATCAGAGCTTAAACTGGGAAGCTG3' を使用する．

③ PCR 反応液は 10 × PCR buffer 5.0 μL，2.0 mM dNTP mix 5.0 μL，primer（10 pmol/μL）を各々 5.0 μL，template DNA（10 ng/μL）5.0 μL，AmpliTaq Gold® DNA Polymerase（Thermo Fisher Scientific）（5U/μL）を加えて滅菌精製水で全量を 50 μL にする．PCR 反応条件は 95℃で 10 分間加温した後，94℃ 1 分，60℃ 1 分，72℃ 1 分を 35 サイクル繰り返し，72℃で 7 分加温した後，PCR 増幅産物を loading buffer と混合した液を 12.5％ポリアクリルアミドゲルに添加し 1 × TBE buffer 中で 60 V の電圧をかけ約 3 時間電気泳動を行う．エチジウムブロマイド染色後に紫外線を照射して増幅産物長の違いから X 染色体と Y 染色体上のアメロゲニン遺伝子を識別する．

d）ウイルスゲノム型による出身地域判定

ヒトの DNA 型では，いわゆる人種等の情報はある程度推測することができるが，国際化の進んだ今日では，人種と居住地域が一致しない場合も少なくない．

近年，こうしたヒトの地理的情報に関して，ヒトに寄生するウイルスや細菌，真菌等の微生物のゲノム型の分布域が宿主であるヒトの出身地域と濃厚に相関するという報告がなされた．ここでは，このうち，JC ウイルスのゲノム型を用いた出身地域の判定法を解説する．

ウイルスが分類されるヒトポリオーマウイルス属は，幼少時に不顕性感染し，腎臓に生涯持続感染しながら尿中に子ウイルス排泄することが知られている．感染した 1 つの株を一生持ち続け，性交渉等の一時的な接触による感染を起こさないことがわかっている．成人における腎臓あるいは尿からの検出率は約 60％程度とされている．JC ウイルスは約 10 万年前のアフリカを起源とする人類とともに，進化・移動してきたと考えられており，世界各地のヒト集団で特異的なゲノムの変異が認められる．各ゲノム型は地域に限局して存在し，重複感染や再感染をしないことから，ヒト集団のマーカーとして以前より人類遺伝学の分野で研究されてきたが，最近では身元不明死体の出身地の推定に有用であることが報告されている．

JC ウイルスゲノムの変異の多い領域である IG 領域によって分類される主なゲノム型は，12 型（EU，B1-c，Af1，Af2，Af3，B1-a，B1-b，B1-d，B2，CY，SC，MY）あり，それぞれのゲノム型が世界各地の地域特異的に分布している．ウイルスゲノム型による出身地域判定の方法の概略は以下の通りである．

① 尿約 200 μL から，DNA 抽出キットである QIAamp DNA Investigator Kit（キアゲン）により DNA 抽出を行う．次に，DNA 抽出液を用いて，PCR 法により JC ウイルスゲノムの変異の多い領域である IC 領域（610 bp）の増幅を行う．

・その後，電気泳動で JC ウイルスゲノムの増幅を確認する．最後に市販の JC ウイルス DNA チップ（東洋鋼鈑）に増幅 DNA 断片をハイブリダイズさせ，

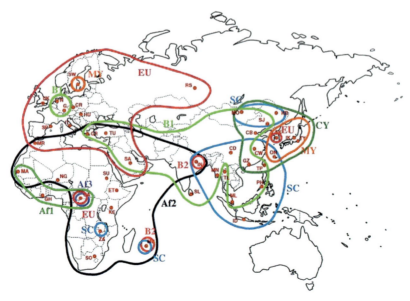

図 7-8　JC ウイルスの主なゲノム型の世界分布
〔Sugimoto, et al. PNS. 94: 9191-6, 1997〕

ウイルスゲノム型を判定できるが，IG 領域をシークエンスし，分子系統解析することでウイルスゲノム型を判定することも可能である．

②もし，検出された JC ウイルスのゲノム型が CY 型である場合には，CY 型を持つヒト集団は世界の中で中国と朝鮮半島および西日本に認められるだけである．したがって，この身元不明死体は当該東アジア地域の出身者であると推定される（図 7-8）．

③さらに中国南部では高くても 10～20％程度と比較的少数であることから，外国人である場合は中国東北部または朝鮮半島の出身者である可能性が高い．また，仮に日本人であるとすると北緯 35 度以下の南日本出身者である確率が約 80％である．また，例えば京都市で発見された死体の場合，京都市の出身である可能性は約 50％以下であると推測される．

④JC ウイルスは報告されているウイルス，微生物を用いた方法の中で最も精度が高いとされているが，他のウイルス・微生物だけでなく，ヒト DNA 型の情報等その他の指標を組み合わせることで，詳細なプロファイリングが可能となる．

7-9　その他の検査

a）微生物検査

微生物検査は，主に細菌感染症に罹患して死亡したと考えられる場合，もしくは，細菌感染症が死因に関与したと考えられる場合に行う．微生物検査は施設内で行うことが難しく，外部検査機関に委託することが多い．

当教室では，血液培養用のボトルを常備しているほか，気管支内用液や胆汁，膀胱内容などをぬぐって出せるよう培養検査用スワブキットを常備している．

b）ウイルス検査

ウイルス感染症か否かを識別することは，遺体の生前の既往症や死因を判断するためだけではなく，遺体取扱者や血液検体取扱者の感染症に対する安全のためにも非常に重要である．特に B 型肝炎ウイルスや C 型肝炎ウイルス，HIV などは，検査できる全例においてスクリーニング検査が必要である．

施設内で検査可能である B 型肝炎ウイルスや C 型肝炎ウイルスは以下のように行う．

①B 型肝炎ウイルスに関しては表面抗原を識別するイムノクロマト法を用いたキット（ⓐ）を使用し，C 型肝炎ウイルスに関しては C 型肝炎ウイルスの抗体を識別するイムノクロマト法を用いたキット（ⓑ）を用いる．

ⓐクイックチェイサー® HBs Ag，ミズホメディー社．

ⓑオーソクイックチェイサー® HCV Ab，オーソクリニカルダイアグノスティック社．

②B 型肝炎ウイルスと C 型肝炎ウイルスの検出には，解剖時に採取された血液を遠心して得られた血漿 100 μL を検体とし，検体滴下部に滴下，室温で静置し，15 分後に判定部（T）に赤紫色のラインが出現し，リファレンス部（R）に同じく赤紫色のラインが出現したものを陽性として判定する．

c）病理組織学的検査

病理組織学的検査は，肉眼的に診断のできない病変の発見や，肉眼所見を確定する上で非常に重要な検査である．

病理組織学的検査は，ほぼすべての法医学教室で行われている最も基本的な検査の一つであるが，ここでは病理組織学に接していない読者を対象に，当教室で行っている基本的染色法をご紹介する．

54 第7章 解剖に伴う各種検査法

【スライドガラス切片作製法】
①解剖時に各臓器を採取し，組織検査を行うために各々から組織片を切り出す．ホルマリン固定を行うべく，24時間以上10％ホルマリン液に浸した状態で保管する．
②切り出した組織片から完全に水分を除去し非水溶性のパラフィンを浸透させることを目的として，自動固定包埋装置にセットする．装置内では，組織片を70％エタノール，80％エタノール，90％エタノール，100％エタノールと順次濃度を上げていくことで，段階的に9槽に容れた各濃度のエタノールにて各2時間浸し脱水する．
③脱水後は，3槽に容れたキシレンに各2時間浸し，エタノールからキシレンに置換する．続いて，65℃程度に加温したパラフィン融解液中に組織片を移し替え，4槽に容れたパラフィン融解液に各2時間浸し，組織片にパラフィンを浸透させる．
④その後，包埋皿に組織片とパラフィン融解液を加え，包埋皿を冷やしてパラフィンを固め，組織片入りのパラフィンブロックを作製する．各パラフィンブロックは，ミクロトームを用いて3マイクロメートルの厚さの薄切片を作製し，スライドガラス上に乗せ伸展・乾燥させる．
⑤こうして作製されたスライドガラス上の薄切片を用い，顕微鏡観察時に細胞及び組織構造の全体像を把握するのに適した染色法であるとされるヘマトキシリン・エオシン染色を基本とし，必要に応じてエラスチカ・マッソン染色，およびクリューバー・バレラ染色やその他の免疫染色などの特殊染色を行う．

【ヘマトキシリン・エオシン染色の手順】
①薄切片を乗せたスライドガラスを乾燥させた後，3槽に容れたキシレンに各5分間浸し，薄切片からパラフィンを完全に除去する．次に水親和性を高めるために，3槽に容れた100％エタノールに各5分間浸す．エタノールを流水に5分間浸した後，10分間流水水洗し，ヘマトキシリンの色出しを行う．
②スライドガラスをエオシンY液（武藤化学）に10分間浸し，数秒間流水水洗する．染色後は，脱水を行うために4槽に容れた100％エタノールに各5分間浸す．さらに4槽に容れたキシレンに各5分間浸し，エタノールを完全に除去しキシレンに置換した後，カバーガラスと封入剤で封入する．
③ヘマトキシリン・エオシン染色においては，細胞核が青紫色に染色され，細胞質，細胞間質，各種線維を淡赤色から濃赤色に染め分けられる．

【エラスチカ・マッソン染色の手順】
①薄切片を乗せたスライドガラスを乾燥させた後，3槽に容れたキシレンに各5分間浸し，薄切片からパラフィンを完全に除去する．さらに，水親和性を高めるために，3槽に容れた100％エタノールに各5分間浸す．
②前田変法レゾルシン・フクシン液（武藤化学）に30分間浸した後，3分間流水水洗し，3％塩酸70％エタノールに数秒間浸し分別する．続いて，ワイゲルト鉄ヘマトキシリン液（武藤化学）に15分間浸した後，3分間流水水洗し色だしを行い，1％酢酸水に1分間浸し洗浄する．
③マッソン染色液B（武藤化学）に30分間浸した後，1％酢酸水に浸し洗浄する．そして，2.5％リンタングステン酸液（ナカライテスク社）に10分間浸した後，1％酢酸水に1分間浸し洗浄する．
④ライトグリーン液（武藤化学）に5分間浸したあと，1％酢酸水に1分間浸し洗浄し，3分間流水水洗する．染色後は，脱水を行うために，4槽に容れた100％エタノールに各5分間浸し，さらに4槽に容れたキシレンに各5分間浸し，エタノールを完全に除去しキシレンに置換した後，カバーガラスと封入剤で封入する．
⑤エラスチカ・マッソン染色においては，弾性線維が褐色，膠原線維は青色，核は赤く染色される．

【クリューバー・バレラ染色の手順】
①薄切片を乗せたスライドガラスを乾燥させた後，3槽に容れたキシレンに各5分間浸し，薄切片からパラフィンを完全に除去する．さらに，水親和性を高めるために，3槽に容れた100％エタノールに各5分間浸する．
②60℃程度に加温されたルクソールファースト青液（武藤化学）に12〜24時間浸した後，100％エタノールに数分間浸し，蒸留水で2回洗浄する．続いて，炭酸リチウム溶液（武藤化学）に数秒間浸し分別し，100％エタノールに数秒間浸した後，蒸留水で2回洗浄する．
③37℃程度に加温されたクレシル紫液（武藤化学）に5分間浸した後，100％エタノールに数秒間浸し分別する．染色後は，脱水を行うために，4槽に容れた100％エタノールに各5分間浸し，さらに4槽に容れたキシレンに各5分間浸し，エタノールを完全に除去しキシレンに置換した後，カバーガラスと封入剤で封入する．
④クリューバー・バレラ染色においては，髄鞘は青〜青緑，神経細胞，ニッスル小体，グリア細胞の核は

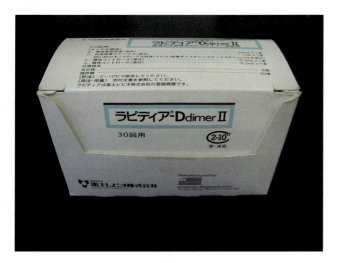

図7-9 d-ダイマー検出キット（富士レビオ）

紫に染色される．また，赤血球は緑がかった青に染色される．

上記染色法だけでなく，免疫染色等を含む様々な染色法が診断に用いられている．

d）生体・死体血痕鑑別検査

犯罪現場に付着した血痕が生体から出血して付着したものか，死体から流れ出て付着したものかが，犯罪捜査上問題となることがある．死体の血液は生体でいう凝固と線溶が同時に起こったDICの状態であることから，一般に凝固しない．

付着した後に乾燥すると，凝固した血液が乾燥したのか，乾燥して凝固したように見えるのか明らかではない．そこで，死体血と生体血を区別するためにdダイマー測定する．一般的には死後2～3時間するとdダイマー値が高値となる．したがって死体血であればdダイマーが高値で検出される．

一般的な生化学分析機器では検出できないため，血痕を微量採取し，PBSで溶解し，溶解液中のdダイマーをラテックス凝集法で検出する（ラピディア®-D dimer II）（富士レビオ）．コントロールとして生体血および死体血を必ず用いる．死体血中のdダイマーは非常に高値であるので血痕が数mgの微量であっても検出可能である（図7-9）．

犯罪の鑑定は誰がすべきか

> 某県警科捜研主任研究員が書類捏造－毒物カレー事件捜査に波及する可能性ないのか
>
> 　某県警の科学捜査研究所の元主任研究員が，証拠品の鑑定結果を上司に報告する際に書類を捏造した疑いがあるとして書類送検され，在宅起訴後に開かれた初公判で捏造の事実を認めた.
> 　この元主任研究員の勤務歴は25年以上に及び，4人が死亡した1998年の毒物カレー事件捜査にも関わっていた. 不正は長期間にわたって行われた模様だ. カレー事件での不正は行われていないとされるが，同事件で09年に死刑が確定した林真須美死刑囚は一貫して無実を訴えており，再審請求中だ. 科学捜査への信頼が大きく損なわれることになりそうだ.

〔2013年5月9日20：26　J-CAST ニュースを一部変更〕

　科学捜査研究所は戦後に鑑識の一部門として発足したが，それまでは解剖にかかわる検査に関しては主に解剖を嘱託した大学で行っていた.

　2017年の刑法犯認知件数は前年比8.1%減の91万5042件となり，戦後最低を更新した. しかしながら，なおその数は多く，科捜研による証拠物品の鑑定は捜査には欠かせない. また，科捜研職員は科学警察研究所附属研修所で頻回に研修を受け，全国どの県でも同じ質の高い鑑定を行うことが可能となっており，これは，我が国の鑑定システムとしてすばらしいところがある. 警察庁は司法解剖費用の圧縮のためにも，科捜研でできる検査は大学には嘱託しない方針であることには理解ができるが，人の命が関わるという事態に関しては，万が一であっても間違いはあってはならないことから，捜査機関とは独立した公正中立な大学において検査を実施すべきという意見もある.

第8章
歯科所見採取の仕方

8-1　死後記録の作成

　法医解剖中のどの時点で歯科所見を採取するかは，遺体の状態や死因を特定するための検査を行っている執刀医の進み具合にもよるが，前述したように（第3章6項），頸部器官を除去した後が最も検査しやすい．特に，法医解剖では開口困難であっても口腔周囲の組織にメスを入れることができるので，視野を十分に確保し，確認できる．

　死後記録として歯科所見を採取する場合，口腔内写真撮影，デンタルチャート作成およびデンタルX線写真撮影の3つが基本となる．

a）口腔内写真撮影（図8-1）

　死後変化の程度や置かれた環境によりかなり口腔内が汚れている場合も多いことから，十分にきれいに清掃してから撮影を行う．基本は，咬合時の正面，左右の側方面，開口時の上顎咬合面，下顎咬合面の5枚となる．必要に応じて口角鉤，開口器あるいは口腔内写真用ミラーを用いて撮影する．警察が「これは被害者の義歯です」と持って来る場合があるが，本当にその義歯が被害者のものかを確認するためにも，装着時および未装着時の状態も撮影しておくことが重要である．

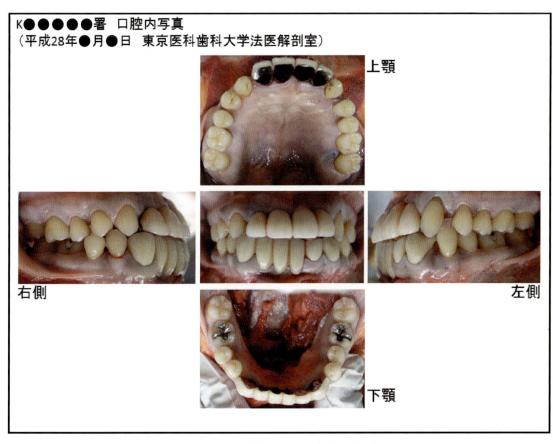

図8-1　口腔内写真撮影（症例A）

58 第8章 歯科所見採取の仕方

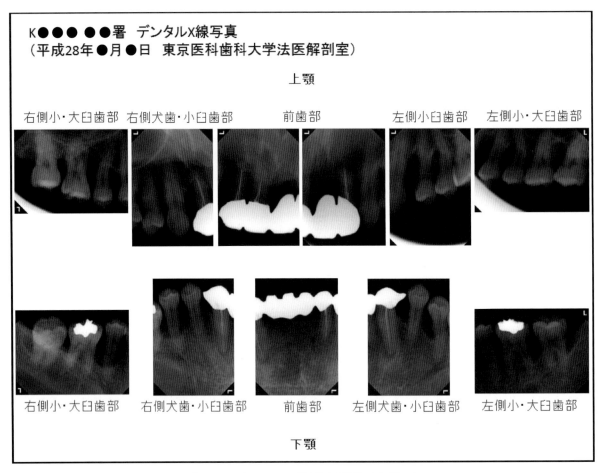

図8-2 デンタルX線写真撮影（症例A）

b）デンタルX線写真撮影（図8-2）

　成人の歯科診療ではパノラマX線写真を撮影していることも多く，またデンタルX線写真は根管充填後も含め，その撮影頻度は高い．そのため，可能であれば死後のデンタルX線写真は全顎撮影が望ましい．歯根部の状態，インプラント埋入の有無や埋伏歯の状態などに加え，歯髄腔狭窄の程度，歯槽骨吸収の程度など，多くの情報を与えてくれることになる．

　全顎撮影が無理なときは，最低限，経験的に根管処置が施されていると思われる補綴物の入っている歯牙は撮影しておくべきである．

c）デンタルチャート作成（図8-3）

　大災害時の体育館のような場所での所見採取ではないので，十分な明るさの下，短針やデンタルミラーを用いて1歯ずつ確認しながら，確実に治療所見をチャートに記載していく．一般には上顎右側第三大臼歯から時計回りに，下顎右側第三大臼歯まで確認することになる．その間，レジン充填，アマルガム充填，インレー，全部金属冠，前装金属冠，義歯，特徴的形態の歯牙，脱落歯の有無，歯槽窩の有無，歯列の配列状態，咬耗度，摩耗度，骨隆起の有無等の所見を見落としのないよう記載していく．記載法の大まかな国内ルール

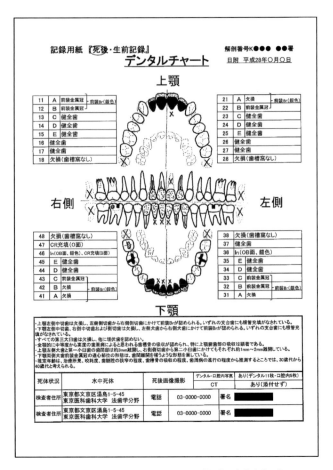

図8-3 デンタルチャート作成（症例A）

は決まっていることから，それに基づいて作成し，憶測で記載したりせず，不明であれば不明とする．

　デンタルX線写真やCT撮影ができず，根管処置や埋伏歯の有無が不明な場合は，オドントグラムの歯根部の形態は記載せず，特記事項記載欄に歯根部の詳細は不明とコメントすべきである．実際には，所見採取後，撮影した口腔内写真およびデンタルX線写真を確認しながら下書きしたデンタルチャートを完成させることになる．

8-2　デンタルチャートの記載法

　デンタルチャートの主な記載法（表8-1）と記載例（図8-4）を示す．

表8-1　デンタルチャートの記載法

所見	記載例	記載用語	備考
健全		健全歯（残存歯）	歯冠・歯根部を実線で記入 ＊歯根部はデンタルX線あるいはCT等で明らかな場合に図示
欠損		欠損	歯槽窩の有無 ＊死後脱落の場合は抜歯窩のような状態 ＊埋伏の有無を確認
う蝕		う蝕（C1，C2，C3，C4）	う蝕部位を太い実線で囲む
充塡		レジン充塡（RF，CR）	歯冠色充塡物は点で記入
		アマルガム充塡（AF）	アマルガム充塡は黒く塗りつぶす
インレー		インレー（In） ＊窩洞形態および金属色を明記 インレー（MO，銀色）など	金属は黒く塗りつぶす 歯冠色は点で記入する ＊かつて，一部被覆冠として咬頭を覆うものをアンレーと呼んでいたが，現在は3/4冠および4/5冠以外は全てインレー扱い
全部金属冠		全部金属冠（FMC） ＊金属色を明記 全部金属冠（金色）など	金属は黒く塗りつぶす

60　第8章　歯科所見採取の仕方

表8-1　（続き）

所見	記載例	記載用語	備考
支台築造 根管充塡	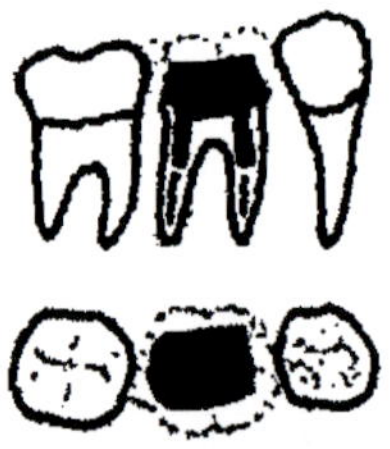	支台築造（コア） 根管充塡（根充）	メタルコア・スクリューピンは黒く塗りつぶす レジンコアは点で記入 根管充塡剤（ガッタパーチャー）は黒で記入
ブリッジ	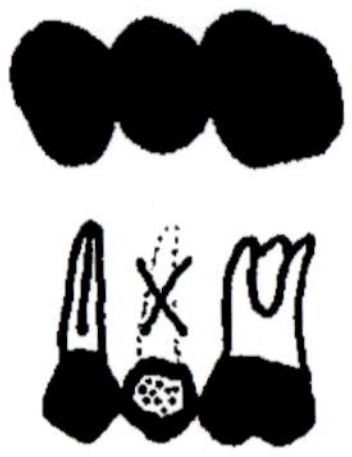	ブリッジ（Br）	金属部分は黒く塗りつぶし，ポンティックの歯冠色部分は点で記入
	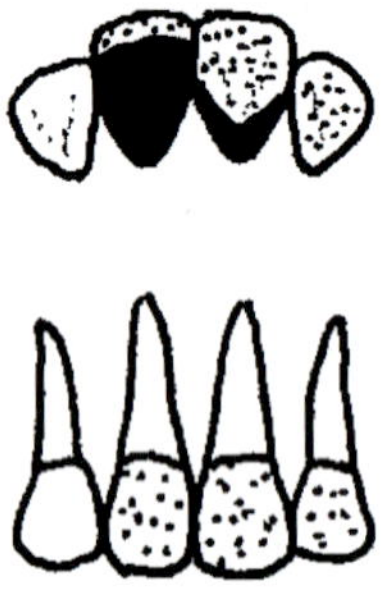	レジン前装金属冠 陶材焼付金属冠（MB） ジャケット冠（JK）	歯冠色部分は点，金属部分は黒で記入
継続歯	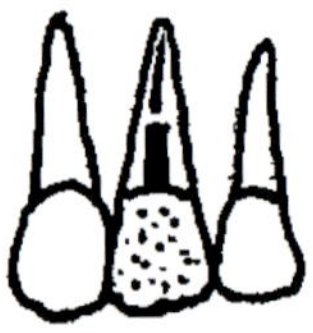	継続歯（SK）	歯冠色部分は点，金属部分は黒で記入 ＊歯冠部とポストが一体
仮封材	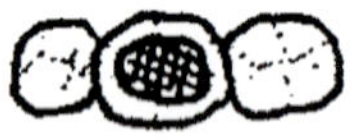	仮封材	網目で記入
暫間被覆冠	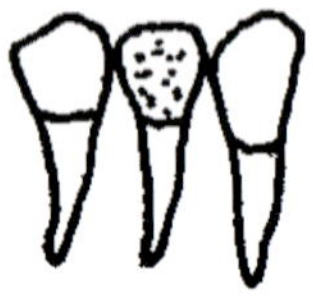	暫間被覆冠（TEK）	歯冠色は点で記入 アルミ冠は黒く塗りつぶす
インプラント	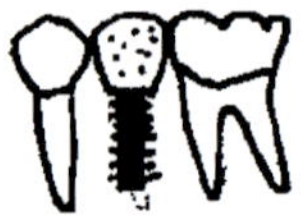	インプラント	金属部分は黒く塗りつぶす
義歯	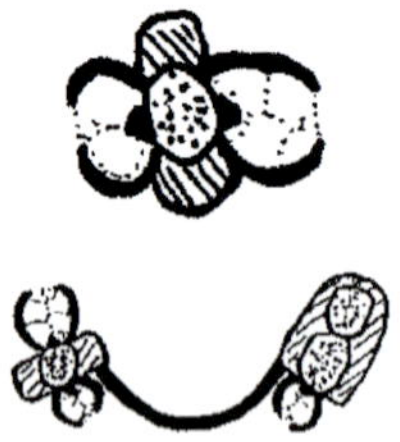	総義歯（FD） 部分床義歯（PD）	床外形は実線 レジン床は斜線 クラスプ・バーなどの金属部分は黒く塗りつぶす 人工歯は点で記入

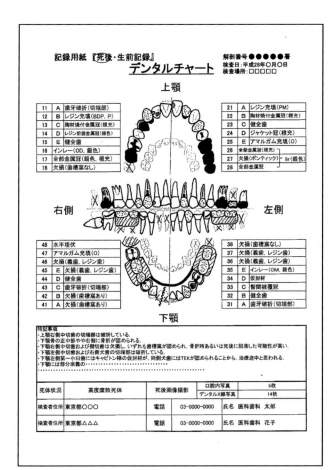

図8-4 デンタルチャートの記載例

8-3 咬傷（バイトマーク）

歯は，自分を防御するときや攻撃する中ではしばしば強力な武器となり，咬むことで皮膚面には咬傷（バイトマーク）といわれる傷が生成し，歯痕として残る場合がある．中には，虐待の一種として全身に見られる場合もある．その形態の多くは不規則であり，典型的な瘢痕は少ないとされているが，加害者の歯型と照合できる場合もある．そのため，比較的新鮮な瘢痕，陳旧瘢痕など，歯痕と思われる部位について，メジャーを入れた写真撮影，歯痕のトレース等を行う必要がある．後日，加害者と思われる人物から印象採得した歯列模型との照合を行うことになる．

また，比較的新鮮で加害者の唾液がまだ付着している可能性がある場合には，滅菌ガーゼ等で表面を拭うなど，DNA検査のための試料の採取も重要となる．自身で咬める位置にある歯痕では，自傷の可能性もあり，遺体の歯型模型作製も必要となる場合がある．

一方，生体では，歯痕が消えないうちに，速やかにこれらの検査を実施しないと照合が困難となる．

法歯学者の偏在と今後の育成

法医学者の絶対数の少なさは，しばしばマスコミに取り上げられる．では，法歯学者はどうだろうか．

現在，日本で歯学部のある大学の数は 29 校であり，その中で法歯学関連の教室を持つ大学は 14 校と半分に満たない状態である．医学部の法医学教室や死因究明等センター内に歯科医師が在籍している場合もあるが，法歯学を専門とする歯科医師の在籍しない歯学部が未だに存在するのは国の方針に合致しないように思えてならない．

平成 26 年（2014 年）から歯科法医学が国家試験に出題されるようになり，また平成 24 年（2012 年）に成立した死因究明二法では，身元確認における歯科医師の役割が明文化され，法歯学教育の推進が図られるべきとされているが，未だに研究室のない大学では，法歯学を専門としていない教員による教育が行われている．犯罪捜査や災害時での身元確認における歯科医師の役割が明らかとなった以上，法歯学者の偏在もまた速やかに解消されなければならず，法歯学を専攻する大学院生の獲得や若手歯科医の育成は喫緊の課題である．

歯学部のある大学の数と法歯学関連研究室の設置数

地区	歯学部を持つ大学の数	法歯学関連研究室の設置数
北海道	2	0
東北	3	3
関東	9	7
信越・北陸	3	0
東海・近畿	4	2
中国・四国	3	0
九州・沖縄	5	2
計	29	14

第9章

死亡診断書・死体検案書

9-1 死亡診断書・死体検案書の発行

まず重要なことは，誰が，いかなる場面で，死亡診断書，死体検案書を記載するのかということである.

a）応召義務と診断書発行義務

医師には医師法第19条において，歯科医師には歯科医師法第19条において，応招義務と診断書発行義務が定められている. したがって，遺族から死亡診断書の発行の求めがある場合には，正当事由なくしてそれを拒んではならない（ただし，罰則規定はない）. 死体検案書の場合には，死亡診断書と異なり，検案を行った場合には，発行義務が生じる（医師法第19条1項）.

しかし，歯科医師には検案の規定がなく，歯科医師に法令上は死体の検案ができないと解釈されている. このことに関して，死体解剖保存法第2条が，医師と歯科医師に解剖を認めているだけでなく，大学の教授と准教授であれば医師でなくても解剖を認めていることや，刑事訴訟法第165条で司法解剖の鑑定の担い手として学識経験者としか規定されていないことなどとの整合性を考えると，外表検査のみで死因を判断する検案が一律に歯科医師にできないとするのには問題があるという指摘がある.

また，死体検案には応召義務がないため，倫理上はともかく，法令上は死体検案を拒否することができる. 実際には，自分が診療していた患者以外の死体検案を求められることは，警察嘱託医以外はまずない.

b）死亡診断書と死体検案書の発行

死亡する前に診察した場合には死亡診断書を発行するのに対して，死後に検案した場合には死体検案書を発行するのが原則である. しかし，自分が日頃診ている患者で診察後24時間以内である場合には，死亡状況から死因が診断できる場合に限って死亡診断書の発行が認められている（医師法第20条）. なお，この24時間に対しては柔軟に運用するよう厚生労働省から通知が出ている.

なお，医師法第21条により「医師は，死体又は妊娠4月以上の死産児を検案して異状があると認めたときは，24時間以内に所轄警察署に届け出なければならない.」と規定されており，死体に異状を認めた場合には，警察署に届け出なくてはならない. この際に死亡診断書，死体検案書を発行してはならないという記載はない.

この条文において，何を持って「異状」とするのかの規定はない. このため，「病死及び自然死以外のすべての死」とする日本法医学会と判例に対して，「医療関連死」を別扱いしようとする臨床系を中心とする医学会が異を唱えており，混沌とした状況が続いている.

さらに，合併症による死亡に対して，遺族の主張に偏った警察の対応も問題となっている.

9-2　死亡診断書・死体検案書の書き方

注意点を以下にあげる（図 9-1）．

①**氏名**：戸籍上の氏名を記載する．わからない場合は不詳とするが，通称等しか分からなければ「通称○○」と記載する．生まれてまだ名前がない場合は，「未命名」または「○○の子」と記載する．外国人は外国人登録証の記載の通りに日本語で記載する．

②**性別**：戸籍上の性別を記載する．

③**生年月日**：戸籍上の生年月日を記載する．外国人に関しては西暦で記載する．不詳の場合は「不詳」と記載し，推定できる場合には「(推定○～○歳)」と記載する．生後 30 日以内の場合には，生まれた時間も記入する．

④**死亡したところおよびその種別**：なるべく地番を用い記載する．不明の場合は，推定とするか，遺体の発見場所（乗り物の到着地，漂着した場所など）を記載する．

⑤**死亡したとき**：はっきりしない場合は，「○時（推定)」などのように推定時刻を記載する．死亡確認時刻は死亡時刻とは必ずしも一致しない．

- 昼の 12 時は午後 0 時，夜の 12 時は午前 0 時とし，12 時間制で記載する．
- 火災等によって家族が一度に複数人死亡した場合は，死亡時刻の前後関係に十分注意する．臓器移植の際の脳死判定では，2 回目の検査終了時が死亡時刻となる．

⑥**死亡の原因**：医学用語で記載する．ICD-10 に準拠して記載すること．直接死因だけでなくすべての死因の欄において「死亡までの期間」を記載すること．不詳の場合は「不詳」と記載する．確定診断に足る所見が得られず，かつ解剖検査等を行うことができ

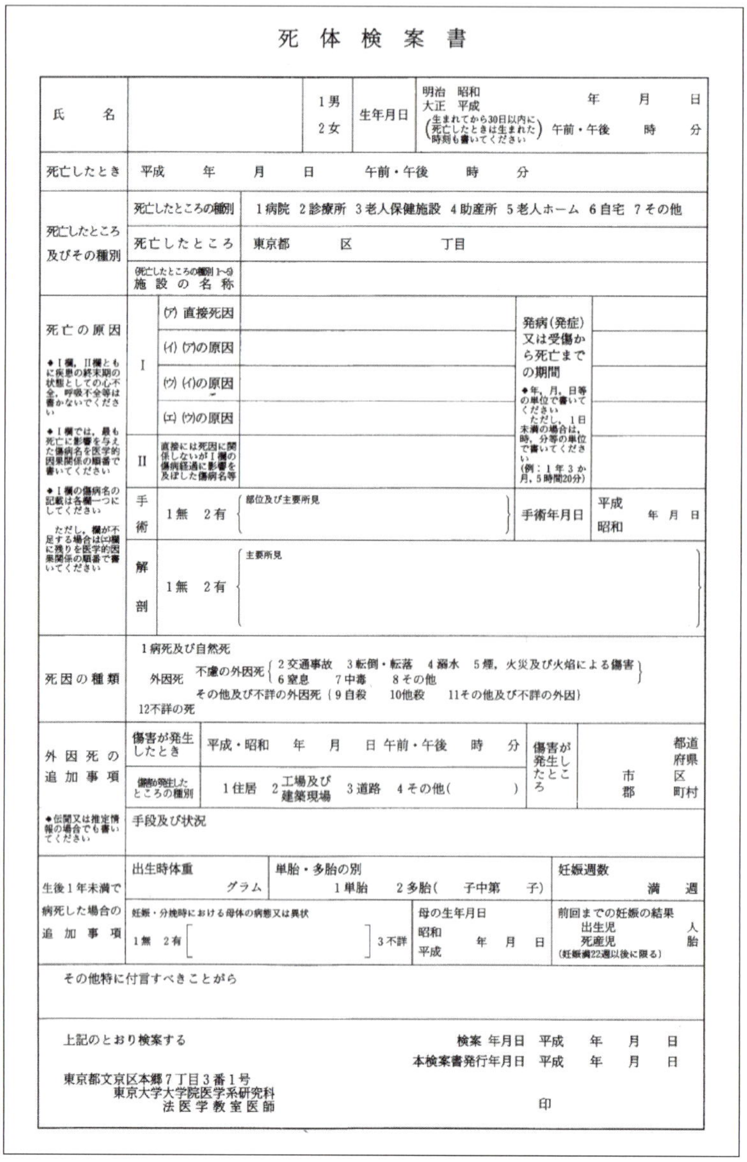
死 体 検 案 書

氏名 ／ 1男 2女 ／ 生年月日 明治 昭和 大正 平成 年 月 日（生まれてから30日以内に死亡したときは生まれた時刻も書いてください）午前・午後 時 分

死亡したとき 平成 年 月 日 午前・午後 時 分

死亡したところ及びその種別
死亡したところの種別 1病院 2診療所 3老人保健施設 4助産所 5老人ホーム 6自宅 7その他
死亡したところ 東京都 区 丁目
(死亡したところの種別1～5) 施設の名称

死亡の原因
◆Ⅰ欄，Ⅱ欄ともに疾患の終末期の状態としての心不全，呼吸不全等は書かないでください
◆Ⅰ欄では，最も死亡に影響を与えた傷病名を医学的因果関係の順番で書いてください
◆Ⅰ欄の傷病名の記載は各欄一つにしてください
ただし，欄が不足する場合は(エ)欄に残りを医学的因果関係の順番で書いてください
Ⅰ (ア) 直接死因 ／ (イ) (ア)の原因 ／ (ウ) (イ)の原因 ／ (エ) (ウ)の原因
Ⅱ 直接には死因に関係しないがⅠ欄の傷病経過に影響を及ぼした傷病名等
発病(発症)又は受傷から死亡までの期間
◆年，月，日等の単位で書いてください
ただし，1日未満の場合は，時，分等の単位で書いてください
(例：1年3か月，5時間20分)
手術 1無 2有 {部位及び主要所見} 手術年月日 平成 昭和 年 月 日
解剖 1無 2有 {主要所見}

死因の種類
1病死及び自然死
外因死 不慮の外因死 {2交通事故 3転倒・転落 4溺水 5煙，火災及び火焔による傷害 6窒息 7中毒 8その他}
その他及び不詳の外因死 {9自殺 10他殺 11その他及び不詳の外因}
12不詳の死

外因死の追加事項
◆伝聞又は推定情報の場合でも書いてください
傷害が発生したとき 平成・昭和 年 月 日 午前・午後 時 分
傷害が発生したところの種別 1住居 2工場及び建築現場 3道路 4その他（ ）
傷害が発生したところ 都道府県 市郡 区町村
手段及び状況

生後1年未満で病死した場合の追加事項
出生時体重 グラム
単胎・多胎の別 1単胎 2多胎（ 子中第 子）
妊娠週数 満 週
妊娠・分娩時における母体の病態又は異状 1無 2有 [ ] 3不詳
母の生年月日 昭和 平成 年 月 日
前回までの妊娠の結果 出生児 人 死産児 胎（妊娠満22週以後に限る）

その他特に付言すべきことがら

上記のとおり検案する
検案 年月日 平成 年 月 日
本検案書発行年月日 平成 年 月 日
東京都文京区本郷7丁目3番1号
東京大学大学院医学系研究科
法医学教室医師 印

図 9-1　死体検案書

ないときには、「○○疑い」などのように疑い病名でも良い．死因の欄で忘れがちなのが，右側の発症から死亡までの時間の欄である．直接死因よりも原死因の期間のほうが当然ながら長くなければならない．

- Ⅱ欄には，Ⅰ欄に記載の死因には直接関係していないが，Ⅰ欄の傷病経過に影響を及ぼした疾病名等を記載する．こちらも右欄の発症から死亡までの期間を忘れないようにする．

- 妊産婦が死亡した場合には，分娩前の死亡の場合には「妊娠満○週」と記載し，分娩後の死亡のときには，産後42日未満の死亡の場合または産後1年未満の産科的原因による死亡は「妊娠満○週，産後満○日」と記入する．産後1年以上の産科的原因による死亡は「産後○年○ヶ月」と記入する．

⑦手術：死因と関連ある手術を記載する．

⑧解剖：あれば記載する．司法解剖の場合は刑事訴訟法第47条の捜査上の守秘義務があるので，記載内容について注意する必要がある．

⑨死因の種類：検案に際してもっとも注意が必要な欄である．長期寝たきり患者の死亡に際して原因となった交通事故を見逃すなど，安易に「1．病死および自然死」につけない．病歴を正確に調べること．

- 転落の原因が疾病による場合（癲癇など）は外因死とならず，病死となる．薬剤によるアナフィラキシーショックやハチに刺された場合には，ICD-10上では外因死となる．疾病の合併症による死亡は基本的に「1．病死および自然死」となるが，医療事故による死亡の場合は不慮の外因死の「8．その他」となる．

- 自殺，事故，他殺かの別が不明な外因死は，「11．その他および不詳の外因死」とする．傷害致死は，加害に基づく死亡なので殺人と同じく「10．他殺」となる．殺意の有無は問わない．

- 不詳の場合もしくは，内因死とも外因死とも区別できない場合には「12．不詳の死」とする．

- 死体検案書は埋葬許可の発行のために遺族に直接渡される．安易に死因の種類を断定し記載すると，これが元で紛争に発展することがあるので十分注意すること．

  たとえば，健診時に薬剤によるアナフィラキシーで死亡した場合には，健常者であることや閉鎖的な病院内で起こったことから，遺族感情としてショック時の救命態勢に関して医療側に不信感を持つことも多い，「1．病死および自然死」に○をしたときに，納得する遺族と，そうではなく反対に外因死ではないかと申し出る遺族もいる．

⑩外因死の追加事項：外因死の場合は，外因が発生した時間，死亡場所と種別，および簡潔にまとめた状況を記入する．

⑪生後1年未満で病死した場合の追加事項：出産時の体重等の追加事項を記入する．母子手帳の記載を参考にすると良い．

⑫診断書・検案書の修正：死体検案書は発行翌年の5月31日までは修正することができる．したがって，解剖終了後直ちにすべてを確定する必要はないということを十分心得た上で，状況に応じて判断し，記載する必要がある．

9-3 死胎検案書の発行

妊娠満12週以降（すなわち妊娠4月以降）の死産児などの場合には，死胎検案書を発行することとなる．死産証書は，法医学医師が発行することはなく，通常産婦人科医が発行する．子宮内容物が胎児の形を成していない場合や，胎児と認められない場合，または，妊婦が死亡し，胎児の死亡も確実な場合には発行する必要はない．

【医師法】

第19条 診療に従事する医師は，診察治療の求があつた場合には，正当な事由がなければ，これを拒んではならない．

2 診察若しくは検案をし，又は出産に立ち会つた医師は，診断書若しくは検案書又は出生証明書若しくは死産証書の交付の求があつた場合には，正当の事由がなければ，これを拒んではならない．

第20条 医師は，自ら診察しないで治療をし，若しくは診断書若しくは処方せんを交付し，自ら出産に立ち会わないで出生証明書若しくは死産証書を交付し，又は自ら検案をしないで検案書を交付してはならない．但し，診療中の患者が受診後24時間以内に死亡した場合に交付する死亡診断書については，この限りでない．

第21条 医師は，死体又は妊娠4月以上の死産児を検案して異状があると認めたときは，24時間以内に所轄警察署に届け出なければならない．

第33条2 次の各号のいずれかに該当する者は，50万円以下の罰金に処する．

1．第6条第3項，第18条，第20条から第22条まで又は第24条の規定に違反した者

66　第9章　死亡診断書・死体検案書

【歯科医師法】

第19条　診療に従事する歯科医師は，診察治療の求があつた場合には，正当な事由がなければ，これを拒んではならない．

　2　診療をなした歯科医師は，診断書の交付の求があつた場合は，正当な事由がなければ，これを拒んではならない．

第20条　歯科医師は，自ら診察しないで治療をし，又は診断書若しくは処方せんを交付してはならない．

第31条の2　次の各号のいずれかに該当する者は，50万円以下の罰金に処する．

　1　第6条第3項，第18条，第20条，第21条又は第23条の規定に違反した者

【死体解剖保存法】

第2条　死体の解剖をしようとする者は，あらかじめ，解剖をしようとする地の保健所長の許可を受けなければならない．ただし，次の各号のいずれかに該当する場合は，この限りでない．

　1　死体の解剖に関し相当の学識技能を有する医師，歯科医師その他の者であつて，厚生労働大臣が適当と認定したものが解剖する場合

　2　医学に関する大学（大学の学部を含む．以下同じ．）の解剖学，病理学又は法医学の教授又は准教授が解剖する場合

　3　第8条の規定により解剖する場合

　4　刑事訴訟法（昭和23年法律第131号）第129条（同法第222条第1項において準用する場合を含む．），第168条第1項又は第225条第1項の規定により解剖する場合

　5　食品衛生法（昭和22年法律第233号）第59条第1項又は第2項の規定により解剖する場合

　6　検疫法（昭和26年法律第201号）第13条第2項の規定により解剖する場合

　7　警察等が取り扱う死体の死因又は身元の調査等に関する法律（平成24年法律第34号）第6条第1項（同法第12条において準用する場合を含む．）の規定により解剖する場合

第10章

鑑定書の書き方・綴じ方および訂正の仕方

法医学教室に勤務する医師は，通常業務として解剖を行い，鑑定書を作成しているが，現在のわが国では，鑑定書の書式に関して決まったものはない．日本法医学会の「司法解剖標準化指針」（2009）を参照してほしい．

例として東京大学法医学教室に伝わる鑑定書の記載方法を以下に解説する．第1章 緒言，第2章 検査記録，第3章 説明，第4章 鑑定の4章の構成となっている．

a）「**第1章 緒言**」

解剖日時・実施場所，死者の指名・生年月日ないし年齢・性別，鑑定人，鑑定嘱託者・嘱託日，処分許可状発行者，鑑定項目等を記載する（図10-1）．

b）「**第2章 検査記録**」

「第1. 外表検査」と「第2. 内景検査」，第3以下の諸検査に分かれる．

「第1. 外表検査」では，1. 外観，2. 頭部，3. 腹部，4. 顔面，5. 胸腹部，6. 背面，7. 上肢，8. 下肢，9. 外陰部，10. 肛門の順で記載する．各項目の中の記載方法は第3章を参照のこと．

「第2. 内景検査」では，11. 頭蓋，12. 脳，13. 腹腔，14. 胸腔，15. 心囊，16. 心臓，17. 左肺，18. 右肺，19. 頚部器官（気管，食道，甲状腺，胸腺），20. 脾臓，21. 左腎臓・副腎，22. 右腎臓・副腎，23. 膀胱（前

図 10-1　鑑定書の記載方法（第1章 諸言）

立腺），24．胃，25．腸，26．肝臓・胆のう，27．膵臓，28．大動脈，29．内性器，30．その他（脊椎・脊髄，骨盤骨など）の順に記載する．

「第3」以降は病理組織検査，ウイルス検査，微生物学的検査，DNA型検査，薬毒物スクリーニング検査，薬毒物定量検査，CT検査，プランクトン検査，精液検査，DNA型検査，血液生化学検査などが適宜記載される．

c）「第3章 説明」

症例によっては省略されることがあるが，得られた所見をまとめて記載し，そこから直接死因と原死因，そして原死因から直接死因に至る推定経過（因果関係）を記載する．また，推定される死因の種類および解剖検査より推定される死後経過時間と捜査情報等を合わせた死亡推定日時を記載する．

d）「第4章 鑑定」

鑑定項目一つ一つを列挙し，その一つ一つに対して鑑定結果を記載する．

e）鑑定書の綴じ方

- 最後に鑑定終了日を記載し，署名・捺印をする．
- 鑑定書は左側を紙縒りで綴じる．外されないように細長い紙を一緒に綴じ，この紙を反転し，袋綴じの要領で綴じた部分を隠して背面で糊付けする．綴じ部の前後に割り印を捺す．最後に各ページと貼り付けた写真に割り印を推して完成である．

f）鑑定書の訂正の仕方

- 鑑定書記載内容の訂正方法は，削除の場合は「削●字」と欄外に記載し（●は削除文字数），削除する文字を二重線で消して訂正印を捺す．加筆訂正する場合は「加●字」と欄外に記載し，加筆箇所の直下に加筆内容を記載し，訂正印を捺す．削除して加筆する場合は，両者を記載すればよい．何字削除または加筆したのかを改ざんされないように，二つの文字で数字を挟むことが重要である．
- なお，日本語が文末で肯定否定が変化することを考え，体言止めで終わる文章は改ざんが容易となるので好ましくない．「認める/認めない」「する/しない」等文末までしっかり記載する．

Column 7 鑑定書未作成

司法解剖鑑定書3000件超未作成か「犯罪見逃す恐れ」（平成27年，28年）

犯罪死が疑われる場合に行う司法解剖が平成27年と28年，全国で計1万6750件実施された一方，捜査当局の委託を受けた大学などの解剖医による当局への鑑定書提出件数は両年度で計1万3530件だったことが2日，警察庁の開示資料などでわかった．統計が暦年と年度で単純比較はできないが，3千件以上の違いがあり，年間，千件単位で鑑定書が未作成だった可能性がある．

複数の大学は背景として法医学分野の人材不足を挙げる．作成は法律で義務付けられていないが，専門家は「鑑定書がなければ解剖医の死亡などで過去の事例が検証できず，犯罪を見逃す恐れがある．早急に改善すべきだ」と指摘する．

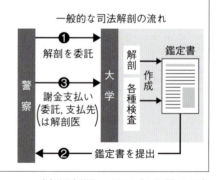

〔産経新聞 2018年5月3日〕

鑑定医が少なくとも全件提出している機関もあることから，人材不足だけが理由とは思えない．鑑定人が県で一人のところでは，それがどんな人であっても警察はその一人に頼らざるを得ない状況や，鑑定書を出さなくても鑑定謝金の一部が支払われる仕組み，歴史的に起訴されたら鑑定書を書くといった機関も存在した経緯などもその背景にあると考えられる．

第11章

症例とそのポイント

症例 1　刃物の刺さった死体

心臓刺創

症例概要

　本屍は，33歳，男性．3月5日午前7時10分頃，寺院の参道北側に位置する観音堂前境内において，頭部を南東方向に向け，右手を下方に，左肘を曲げて上方へのばし，両下肢はまたを広げた状態でのばした仰臥位姿勢で倒れているのを，散歩中の男性が発見した．胸部に包丁が刺さっていることから，直ちに社務所に届出し，社務所にいた当直職員とともに再度現場へと戻り，同職員が直ちに携帯電話で110番通報したという．

　なお，本屍は3月4日午後5時24分頃，寺の総門に設置された防犯カメラに，一人で自転車でやって来て現場方向に向かうのが確認されている．

　また，本屍のやや離れた木の枝には，本屍のベルトが巻かれていた．本屍の傍らに自生している木幹の高さ約120 cmの位置には，血痕が付着していたという．

　3月7日午前8時より解剖開始となる．

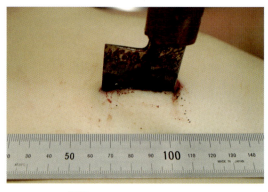
② 胸部の刺創の様子

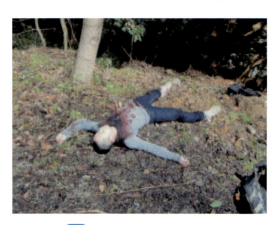
① 発見時のイメージ図

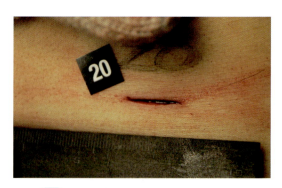
③ 哆開創は接着長を測定する．

外表所見

1．概観
- 男性屍である．
- 身長は，155 cm．
- 体重は，58.3 kg．
- 栄養状態は，尋常である．
- 体格は，やや小である．
- 皮色は，一般に淡褐色調を呈する．
- 死斑は，背面の台に接しない部分でごく軽度発現し，淡赤色調を呈し，指圧で消褪しない．
- 死体硬直は，全身の諸関節で高度に発現する．
- 直腸温は，検視時の3月5日午後3時10分で13℃であり，当時の室温は14℃，外気温（現場）は5日午前0時8℃であった．
- なお本屍は，3月5日午後5時50分から3月6日午前7時00分まで冷蔵庫（5℃）で保管された．

2．頭部
- 頭部には，頭頂部で長さ最長0.7 cmの黒色頭毛が叢生する．

- 左右耳介には，損傷は認めない．
- 左右外耳道内には，異常な内容物を容れない．
- 頭部の皮膚には，特記すべき損傷・病変を認めない．

3．顔面
- 両眼は，閉じる．
- 左眼を開くと，眼瞼結膜は蒼白調を呈し，溢血点を認めない．眼球結膜は蒼白調を呈し，溢血点を認めない．角膜は微濁であり，瞳孔は透見可能である．瞳孔は正円形を呈し，瞳孔の直径は 0.3 cm である．眼球硬度は，尋常である．
- 右眼は左眼と同性状である．
- 口は，軽く開く．
- 口腔内には，異液を認めない．
- 舌尖は，歯列の後方に存する．
- 口腔粘膜は，蒼白調を呈し，損傷は認めない．
- 口唇粘膜には，著変を認めない．
- 歯牙には，明らかな損傷を認めない．
- 顔面の皮膚には，特記すべき損傷・病変を認めない．

4．頚部
- 前頚部には，右耳垂の後方 4.0 cm より始まり，右下顎角の下約 3.0 cm，オトガイの下方 6.0 cm，左下顎角の下 3.0 cm を通り，左耳垂の下方 5.0 cm の部位で停止する，長さ約 25.0 cm の淡赤色変色帯を認める．変色帯は幅が右下顎角の下方で約 2.0 cm，頤の下方で約 3.5 cm，左下顎角の下方で約 5.0 cm であり，水平方向に走る長さ数 cm 程度の赤褐色線状表皮剥脱を多数含む．
- 左耳垂の後方 4.5 cm の部位には，米粒大赤褐色表皮剥脱を 1 個認める．

5．胸腹部
- 胸郭には，変形を認めない．
- 腹部は，ほぼ平坦である．
- 胸骨頚切痕の下 7.0 cm，左 3.5 cm の部位より始まり，下方向へと走る長さ約 3.9 cm の哆開創を 1 個認め（写真❸），同部には，包丁が刃を頭側に向けて刃体を体の水平後ろ方向へ向けて刺さっている（写真❷）．創はやや乾燥し，詳細不詳であるが，上創端は鋭，下創端はやや鈍である．上創端には，血餅が少量付着する．創縁は，整である．創面は，整である．
- 同創は肋軟骨を切断し，心膜に達する．胸郭では，第 2 肋間から第 5 肋間までの 6.8 cm の創長である．
- 同創の心膜での上創端は鋭で，下創端はやや鈍である．創縁は整で，創面も整である．前縦隔には，広範な出血を認める．
- 同創は，心膜，心臓，食道外膜，胸部大動脈，椎体骨を刺通し，創底は，脊柱管に達し停止する．創洞長は約 17.0 cm である．

6．背面
- 左側腰部背面には，長さ 2.5 cm と 1.5 cm の，0.5 cm 間隔を持って並行に右下方へと走る，赤褐色線条瘢痕を認める．
- 背面の皮膚を切開剥離すると，背面の皮下および筋層内には，著変を認めない．

7．上肢
① 左上肢
- 左手背部には，拇指頭面大の赤褐色表皮剥脱を 1 個，および米粒大赤褐色表皮剥脱を 2 個認める．
- 左手掌部拇指側には，麻実大 2 個の赤褐色表皮剥脱を認める．
- 左上肢の皮膚には，その他の特記すべき損傷・病変を認めない．

② 右上肢
- 右上肢の皮膚には，特記すべき損傷・病変を認めない．

8．下肢
① 左下肢
- 左膝蓋部には，小指頭面大淡赤色変色斑を 3 個認める．同部の皮下を切開剥離すると，同部の皮下には，少量の血液の膠着を認める．
- 左下腿中部前面には，小指頭面大薄青紫色変色斑を 1 個認める．また，同変色斑の直下には，小指頭面大淡赤色変色斑を 1 個認める．内部に米粒大赤褐色表皮剥脱を 1 個認める．同部の皮下を切開剥離すると，同部の皮下には，少量の血液の膠着を認める．

② 右下肢
- 右膝部内側には，大豆大薄紫色変色斑を 1 個及び淡赤色変色斑を 2 個認める．
- 右大腿の前面には，小指頭面大程度の淡赤色変色斑を数個認める．
- 右下腿中部前面には，米粒大までの暗赤褐色表皮剥脱を数個認める．同部の皮下を切開剥離すると，同部の皮下には，少量の血液の膠着を認める．

9．外陰
- 外陰部には，長さ最長 6.5 cm の黒色陰毛が叢生する．
- 外陰部には，特記すべき損傷・病変を認めない．

10．肛門
- 肛門は閉じ，糞便の汚染を認めない．

主要解剖所見

①結膜が貧血調，死斑が軽度，諸臓器が貧血調，摘出心臓血 30 mL：胸部の損傷からの出血の影響と推定される．失血死と考えてもよい血量である．

②左血胸：300 mL の軟凝血塊を含む血液が貯留していた．胸部の刺切創によるものと推定される．

③頸部索状痕：長さ約 25.0 cm．前頸部に認められる．左前頸部で幅最大 5.0 cm．左広頸筋内，右耳下腺内，右前斜角筋内に少量の出血を認める．舌骨及び甲状軟骨に骨折は，認めない．左右の麦粒軟骨周囲には，少量の出血を認める．死因となったとは考えにくい．やや幅の広い索条物によって生起されたものと推定される．

④胸部哆開創（写真❹❺）：長さ 3.9 cm．肋軟骨を切断し，心膜，心臓，食道外膜，胸部大動脈，椎体骨を刺通し，創底は，脊柱管に達する．創洞の深さは約 17.0 cm，創洞の方向は前後方向である．死因となりうる損傷である．成傷器は，遺体に残された刃器（刃体の長さ 20.0 cm，刃幅 4.0 cm，峰圧 0.4 cm）として矛盾しない．明らかに複数回抜き差しされた所見は認めない．皮膚の哆開創の長さより，胸郭での哆開創の長さが長いことから，刃体の根元を支点にして体内で刃先が上下に動いた可能性が考えられる．

⑤左手掌の小表皮剝脱：鈍体の打撃・圧迫により生起されたものと推定される．死因とはならない．

⑥両下肢の変色斑，表皮剝脱，皮下出血，左腰部の表皮剝脱：鈍体の打撃・圧迫により生起されたものと推定される．死因とはならない．

⑦左胸部前面，および左上前腸骨棘部の小皮下出血：鈍体の打撃・圧迫により生起されたものと推定される．死因とはならない（外表所見ではわからなかった）．

⑧暗赤色流動心臓血：一般に急死の際にも認められる所見の一つである．

⑨明らかな病変は認めない．

検査所見

①本屍の解剖時に採取した血液を用いて，血球凝集法によるABO式血液型を検査したところ，O型と判定された．

②本屍の解剖時に採取された血清を用いて，イムノクロマト法によりB型肝炎ウイルス抗原およびC型肝炎ウイルス抗体を，外部検査機関で抗HIV抗原・抗体を検出したところ，HBs抗原は，陰性（基準値：陰性），HCV抗体は，陰性（基準値：陰性），抗HIV抗原・抗体は，陰性（基準値：陰性）と判定された．

③本屍解剖時に採取した尿を用いて，トライエージDOA® による薬物スクリーニング検査を行ったところ，乱用薬物は検出されなかった．

④本屍解剖時に採取した血液，尿および胃内容中のエタノール濃度を，ガスクロマトグラフィー法により測定したところ，血液中，尿中および胃内容中からはエタノールは検出されなかった．

⑤本屍の解剖時に採取した血液を用いて，シェーンバイン法に基づいた検査キット Cyan-Test wako により青酸化合物含有の検査を行ったところ，青酸化合物は検出されなかった．

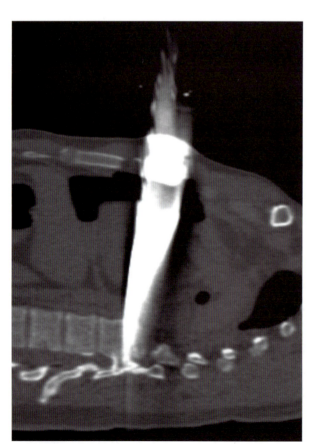

❹ 刃物刺入部位のCT像（矢状断面）

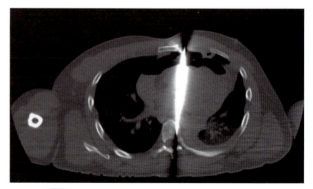

❺ 刃物刺入部位のCT像（横断面）

⑥本屍の解剖時に採取した血液を用いて，液体クロマトグラフィー質量分析装置により薬毒物定性スクリーニング検査を行ったところ，主要な薬毒物は検出されなかった．

死因診断

以上の所見より本屍の死因を推定すると，本屍の死因は心臓刺創であると推定される．

本屍は職場の人間関係を悩んでいたという情報があるが，本屍には刺創は一ヵ所のみ認められ，複数回刺したという所見は認められなかった．いわゆるためらい傷と推測される傷も認めなかった．単に通常の自殺と考えるには，創が深く，損傷も大きい．本屍の左体幹部前面および下肢には少量の皮下出血があり，前方向に倒れた可能性も考えられる．

また，本屍には，頚部に索条痕が認められた．近くの木の枝に巻かれていたベルトによる縊頚が考えられるが，現場の状況及び胸部刺切創による出血が致命的であると認められることから，縊死を試みたものの不成功に終わり，胸部を刺した可能性が考えられる．

本屍の死因の種類は，状況からは自殺とも考えられるが，解剖からは推測困難であるため，「11. その他および不詳の外因」とする．

本屍の死後経過は，死体現象から解剖開始までに1〜2日程度経過しているものと推定される．捜査情報を合わせると，本屍の死亡推定日時は，3月4日夜頃と推定される．

症例のポイント

A．創の見方，所見の取り方

創は写真を撮影するとともに，解剖学的基準点からの距離を計測する．また，必ず接着長を計測する．そして，創端，創縁，創面，創洞内の様子，創洞の方向および深さ，創洞内の組織の架橋状残存の有無，損傷臓器を記載することが重要である．関節などに形成された創では，関節を動かすことにより，創が開閉することから，創が閉じた肢位を記載する．その肢位が，創が生起された肢位と考えてよい．詳しくは第1章にも記載しているので参考にしてほしい．

B．死因の競存

索条物での頚部圧迫による窒息（縊頚）と胸部の刺切創の二つが死因として考えられるが，出血などの全身の生活反応が認められること，縊頚したベルトが本屍の倒れた位置より離れて存在することなどから，縊頚では死なず，胸部を刺したことが考えられ，死因としては胸部刺切創が縊頚に優先すると考えられる．詳しくは第1章の死因の競合を参照してほしい．

C．成傷器の推定の仕方

成傷器の推定は法医学的に重要ではあるが，正確な推定は困難なことが多い．たとえば包丁による刺創の場合には，創端が鋭であれば刃を，鈍であれば峰を示す．創長が刃幅を示し，創洞長が切っ先からの刃体の長さを示す．創洞の向きが刃体の刺入方向を示す．

したがって，以上の情報から，切っ先から●cmの部位の刃幅が●cm以下の有尖片刃器を刃をどのように向けてどの方向に刺入したかがわかる．

ただし，人体はやわらかく，創の長さが若干変わることもある．また刺入の際に動いたり，心拍動や呼吸等によっても創洞の長さや向きが変化するので，余裕を持った推定をしないと，あとで鑑定を訂正せざるを得なくなることにもなるので注意が必要である．

また，一人の死体に認められるすべての創が，同じ成傷器により生起されたとは限らないことにも注意すべきである．

症例 2　頭部に傷のある死体

頭蓋内出血

症例概要

　本屍は，55歳，男性．3日前から本屍と連絡が取れなくなった妹が，9月26日午後1時20分ころ本屍宅を訪問したが，完全施錠で応答がなかった．よって隣家から本屍宅2階ベランダに至り，同日午後2時7分頃に，窓ガラスを割って室内に入り玄関を解錠した．1階6畳和室において，倒れた襖上に仰臥姿勢で倒れている本屍を発見し110番通報した．警察から要請した救急隊員が現場到着するも，硬直等があることから不搬送となったものである．
　室内には多数の血痕が滴下しており，洗濯場には血の付いたシャツが置かれていた．数年前からアルコール依存症にて通院加療中であったという．
　9月27日午前9時30分より解剖開始となる．

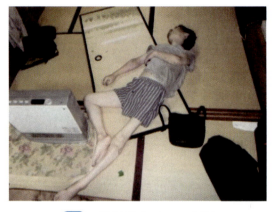

① 発見時のイメージ図

外表所見

1．概観
- 男性屍である．
- 身長は，171 cm．
- 体重は，52.8 kg．
- 栄養状態は，やや貧である．
- 体格は，中等である．
- 皮色は，一般に蒼白調を呈する．
- 死斑は，背面の台に接しない部分で軽度に発現し，淡紫赤色調を呈し，指圧で消褪しない．
　死体硬直は，全身の諸関節で緩解消失する．
- 直腸温は，検視時の9月26日午後6時45分で25℃であり，当時の室温は9月26日午後3時40分で28℃であった．
- なお本屍は，9月26日午後8時10分から9月27日午前9時00分まで冷蔵庫（7℃）で保管された．

2．頭部
- 頭部には，頭頂部で長さ最長 4.7 cm の白色頭毛をまじえた黒色頭毛が叢生する．
- 左耳介には，損傷を認めない．
- 左右外耳道内には，異常な内容物を認めない．
- 右耳介付着部上端の上方 9.0 cm，後方 10.0 cm の右後頭部には，縦方向に走る長さ 2.7 cm の皮内にとどまる哆開創を1個認める．両創端は鋭．創縁は不

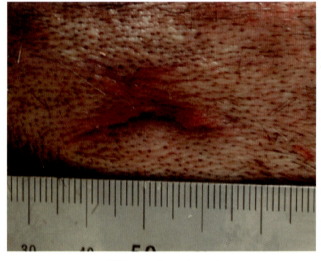

② 頭部の哆開創

整であり，周囲の幅 0.2 cm にわたり赤色調を呈する（写真②）．創面はやや不整である．
- 前創縁の前方には，0.7 cm の間隔をおいて米粒大赤色表皮剝脱を1個．同部の皮下には，高度の血液の膠着あり．

3．顔面
- 両眼は，閉じる．
- 左眼の眼球・眼瞼結膜は淡赤色調を呈し，溢血点を認めない．角膜は高度に混濁し，瞳孔は透見不能である．眼球硬度は尋常である．

- 右眼は左眼と同性状である．
- 鼻骨には，骨折を認めない．
- 鼻腔内には，淡褐色透明液を少量容れる．
- 口は，軽く開く．
- 口唇粘膜には，著変を認めない．
- 舌尖は，歯列の後方に存する．
- 口腔内には，異液を認めない．
- 口腔粘膜には，著変を認めない．
- 歯牙には，損傷を認めない．

4．頸部
- 頸部の皮膚には，特記すべき損傷・病変を認めない．

5．胸腹部
- 胸郭には，変形を認めない．
- 腹部は，ほぼ平坦である．

6．背面
- 背面の皮膚には，著変を認めない．
- 背面の皮膚を切開剥離すると，皮下および筋層内に，著変を認めない．

7．上肢
① 左上肢
- 左爪床は青紫色を呈し，指の先端はやや乾燥する．
② 右上肢
- 右肘窩には，半手掌面大の淡赤色変色斑1個，同部の皮下には少量の血液の膠着あり．
- 右爪床は，青紫色調を呈する．

8．下肢
① 左下肢
- 左下肢には，著変を認めない．
② 右下肢
- 右膝蓋部下内側には，ほぼ水平方向に走る長さ1.8 cm，幅0.3 cmの赤褐色表皮剥脱を1個認める．周囲の2倍拇指頭大の範囲は薄青紫色調を呈する．同部の皮下には少量の血液の膠着あり．

9．外陰
- 外陰部には，長さ最長6.0 cmの白色毛を混えた黒色陰毛が叢生．
- 外陰部には，特記すべき損傷・病変を認めない．

10．肛門
- 肛門は閉じ，糞便の汚染を認めない．

死後CT所見

頭部（写真❸）：右側頭部から後頭部に皮下出血，右側頭部に硬膜下血腫を認め，ミッドラインは左方へと大きくシフトしている．明らかな頭蓋骨骨折は認めない．

胸部（写真❹）：右胸腔内には多量，左胸腔内に少量の胸水が貯留する．

骨盤部（写真❺）：膀胱内には多量の尿が貯留する．

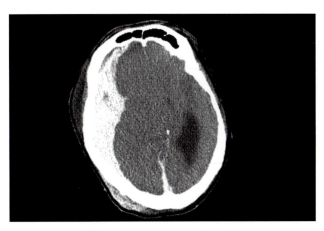

❸ 右側頭部の硬膜下血腫

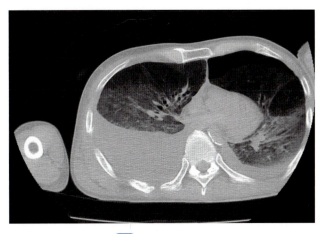

❹ 右胸水貯留

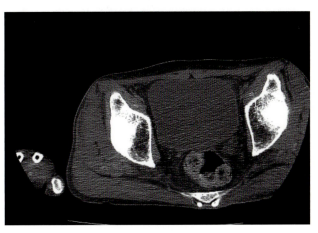

❺ 膀胱内尿貯留

🟢 主要解剖所見

① 右後頭部哆開創（写真❻）：皮内にとどまるもの．長さ 2.7 cm．同部の皮下には高度の血液の膠着を認める．鈍体の打撃・圧迫により生起した挫裂創と推定される．硬膜下血腫を引き起こした損傷であると考えられる．頭蓋骨骨折は認めない．
② 右側硬膜下血腫（写真❼），脳の左側変位，脳ヘルニア（大脳鎌およびテント切痕ヘルニア）：血腫の量は 330 g．死因となりうるものである．比較的新しい血腫である．鈍体の打撃・圧迫により生起したものと推定される．
③ 左側くも膜下出血：対撃損傷によるものと推定される．高度であるが，それのみで直ちに死因となりうるものではない．
④ 右肘窩の皮下出血：鈍体の打撃・圧迫により生起したものと推定される．それのみで死因となりうるものではない．
⑤ 胸水貯留：左胸腔内 150 mL，右胸腔内 600 mL．低栄養による血漿蛋白の減少が原因と推測される．
⑥ 脂肪肝：死因とはならない．アルコール性脂肪肝と推定される．

🔵 病理組織所見

① 心臓（写真❽）：心筋線維の断片化と好酸性変化あり．線維化や炎症細胞浸潤を認めない．
② 肺（写真❾）：左肺は高度にうっ血水腫様．右肺中葉は含気が少ない．炎症細胞浸潤を認めない．
③ 肝臓（写真❿）：脂肪沈着を高度に認める．線維化や炎症細胞浸潤は認めない．
④ 腎臓：軽度軟化融解性．
⑤ 脾臓：高度に貧血調．

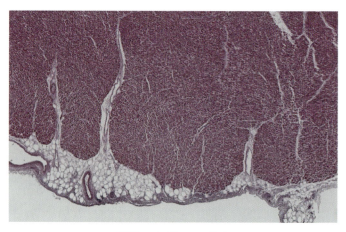

❽　心筋の組織像

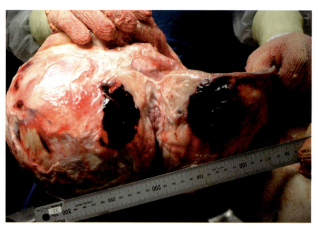

❻　右後頭部の皮下の様子

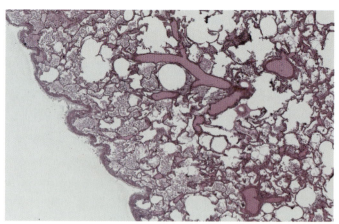

❾　胸の組織像

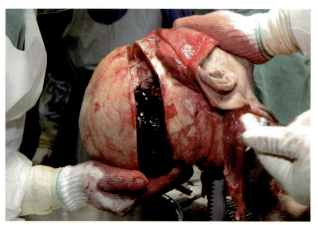

❼　右側硬膜下血腫の様子

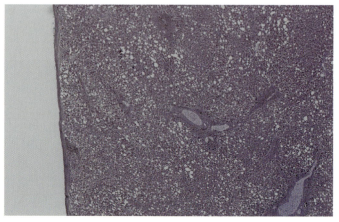

❿　肝臓の組織像

⑥甲状腺：軽度軟化融解性．
⑦膵臓：軟化融解性．
⑧精巣：軽度浮腫状．
⑨脳（写真⑪）：高度にうっ血調．

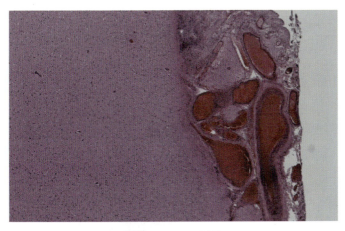

⑪ 脳の組織像

検査所見

①本屍の解剖時に採取した血液を用いて，血球凝集法によるABO式血液型を検査したところ，AB型と判定された．
②本屍解剖時に採取した尿を用いて，トライエージDOA®による薬物スクリーニング検査を行ったところ，乱用薬物は検出されなかった．
③血清中の総蛋白の値は，1 dL当たり4.7 g（生体の基準値は1 dL当たり6.7〜8.3 g）であった．
④本屍解剖時に採取した血液，尿および胃内容中のエタノール濃度を，ガスクロマトグラフィー法により測定したところ，血液中からは2.84 mg/mLのエタノールが検出された．尿中からは3.53 mg/mLのエタノールが検出された．胃内容中からは3.37 mg/mLのエタノールが検出された．かなり酔っていたと推定される．
⑤本屍の解剖時に採取した血液を用いて，シェーンバイン法に基づいた検査キットCyan-Test wakoにより青酸化合物含有の検査を行ったところ，青酸化合物は検出されなかった．
⑥本屍の解剖時に採取された血清を用いて，イムノクロマト法によりB型肝炎ウイルス抗原およびC型肝炎ウイルス抗体を，外部検査機関で抗HIV抗原・抗体を検出したところ，HBs抗原は，陰性（基準値：陰性），HCV抗体は，陰性（基準値：陰性），抗HIV抗原・抗体は，陰性（基準値：陰性）と判定された．
⑦本屍の解剖時に採取した血液を用いて，液体クロマトグラフィー質量分析装置により薬物定性スクリーニング検査を行ったところ，カルバマゼピンが検出された．

死因診断

本屍の死因を推定すると，右後頭部打撲による急性硬膜下血腫により死亡したものと推定される．本屍の死亡までの時間は数時間程度であったと推定される．本屍の死因の種類は，死亡状況が不明であるため，「11. その他および不詳の外因」とする．

本屍の死後経過は，死体現象より解剖開始までに3日前後であると推定される．捜査情報と合わせると本屍の死亡推定日時は，9月24日頃と推定される．

症例のポイント

　頭部の損傷には，頭皮損傷，頭蓋骨骨折，頭蓋内出血，脳損傷等が認められる．

A. 頭皮損傷
　頭皮の損傷は，一般的な皮膚の損傷の他に特徴的な損傷がいくつか知られている．
①皮下血腫：頭皮と帽状腱膜の間に発生する血腫であり，数日で吸収されるが，重力によって発生地点から移動することもあるので注意が必要である．出産の産瘤は，皮下血腫と浮腫が原因である．
②帽状腱膜下血腫：帽状腱膜下血腫は，帽状腱膜と骨膜の間に発生する血腫であり，頭蓋骨の縫合を超えてやや広範囲に認められるものである．生じた後に拡大，移動することがある．
③骨膜下血腫：骨と骨膜の間の出血のため，縫合を超えない．2～3ヵ月で自然に吸収される．出産に伴う頭血腫と同じである．

B. 頭蓋骨骨折
　頭蓋骨の骨折は，主に頭蓋冠の骨折と頭蓋底の骨折に分けられる．
1) 頭蓋冠に見られることの多い骨折
①線状骨折：骨折線が線状に見えることからこのようにいうが，破裂骨折という場合もある．主に鈍体の打撃・圧迫による歪みにより生じたものである．骨折線が血管や静脈洞をまたぐような場合には，頭蓋内出血を起こすことがある．また，2つの骨折線がぶつかる場合には，先に形成された骨折線を，後から形成された骨折線は越えることはない．
②陥没・穿孔骨折：鈍体の打撃・圧迫により生じた．骨折のうち，作用面が小さいハンマーや角を有する鈍体などにより打撃・圧迫された時に作用した鈍体の形状に一致するように頭蓋骨が骨折・陥没したものを陥没骨折という．さらに，弾丸や尖頭部を有する鈍体などによって，深く陥没した場合を穿孔骨折という．
2) 頭蓋底の骨折
　外表所見として，特徴的なものがあるが，前頭蓋窩の骨折時には，眼瞼周囲の変色斑（出血）が観察されることがある（眼鏡血腫）．また，中頭蓋窩の骨折では，耳出血や耳介後部の変色斑（バトルサイン）が観察されることがある．
　頭蓋底骨折のうち，特徴的な骨折としては，次の3つが知られている．

①縦骨折：頭蓋の前後方向に力が作用した場合には，前後方向に骨折線が形成される．
②横骨折：頭蓋の左右方向に力が作用した場合には，左右方向に骨折線が形成される．
③輪状骨折：頭蓋に対して上下方向に力が作用した場，例えば頭が引っかかり体が下方向に牽引された場合（引き抜き骨折）や，尻餅を付くなどして頭蓋に対して下から突き上げるような力が加わった場合（突き上げ骨折）などの時に，頭蓋底の大孔（大後頭孔）の周囲に輪状に生じる骨折をいう．

C. 頭蓋内出血
　頭蓋内出血には，次の4つがある．
1) 硬膜外血腫
　硬膜外血腫は大部分が外因であり，頭部への鈍体の打撃・圧迫により生起すると考えられている．主に側頭部を中心に，中硬膜動脈の破綻によるものが多く，したがって，側頭部にできることが多い．通常，受傷直後から血腫が成長し，頭蓋内圧が亢進して意識消失に至るまで意識清明期（Lucid interval）が存在する．時間経過としては，出血の程度に依存するので，1～2時間のこともあれば10時間以上のこともある．死亡例の血腫の量は，成人では150～200 gである．
2) 硬膜下血腫
　硬膜と脳の間の架橋静脈が，頭部に加えられた鈍体の打撃により生じた剪断力により破綻し，出血して生じる．高齢者では脳が萎縮して硬膜下腔が拡大しているので，生じやすい．脳損傷を伴うような強い外力により生じた場合には，損傷部からも出血し，受傷直後から意識障害が起こり，血腫による頭蓋内圧亢進にて死亡する．しかし軽度の外力でも生じることがあり，この場合には出血が徐々に進行するため初期には特別な症状を示さず，数週間して症状を呈してくることがある．
　血腫は，その性状からある程度の発生時期が推測できる．出血は数時間以内で凝固し始め血腫を形成するが，始めはまだ柔らかく，脳表や硬膜にも膠着しない．その後数日から数週間で被膜が形成され血腫の器質化が進行する．
3) くも膜下出血
　くも膜下出血は，内因性の場合には脳底の動脈の分岐部に発生した動脈瘤の破綻によって起こることが多く，40～60代に多い．発生部位としては，①内頚動脈・後交通動脈分岐部（40％），②前大脳動脈・前交

通動脈分岐部（35%），③中大脳動脈（20%），④椎骨動脈（5%）である．多発性のものも20%存在すると言われているが，一度に複数が破綻することは稀である．囊胞腎や大動脈縮窄症と関連している．若年者では動脈瘤ではなく，脳動静脈奇形の破綻によるくも膜下出血もある．男性に多い．

外傷性のくも膜下出血は，くも膜下出血の2％程度を占める．単に外力が加わった直後であるから外因性とか，動脈瘤があるから内因性と短絡的に結論せず，外力の作用の状況と出血の発生部位や程度，基礎疾患等を総合的に判断して診断するのが良い．

4）脳出血

外因性の脳実質内の出血は，脳挫傷等を引き起こす様な外力が加わった時に脳実質内の皮質下優位に点状もしくは血腫状に認められることがある．点状出血は頭部外傷の45%程度に認められるが，実質内の血腫は頭部外傷の1％程度にしか認められず，内因性の出血との鑑別が問題となる．内因性の脳出血は，高血圧や動脈硬化等の基礎疾患を背景に大脳基底核の線条体動脈等の脳内の血管が破綻することによって発生する．急激に昏睡状態となり死亡する．

頭蓋内の高度の出血や虚血等による脳腫脹は，頭蓋内圧を亢進させ，脳ヘルニア（brain hernia）を起こす．脳ヘルニアは，大脳鎌（帯状回ヘルニア）や，小脳テント（海馬回ヘルニア，海馬鈎ヘルニア），大孔（小脳扁桃ヘルニア）などで認められるが，小脳扁桃ヘルニアでは延髄が，海馬回ヘルニアでは中脳，後大脳動脈や上小脳動脈などを圧迫し，二次性に脳に出血や壊死を引き起こしたりするため，外力や内因によって直接生じた一次性のものと慎重に区別する必要がある．

D．脳損傷

脳損傷のことを脳挫傷ともいうが，皮質や髄質に点状出血として認められる．頭蓋骨が粉砕骨折するような高度の外力を受けたときには著しい挫傷となることがあるが，その場合は脳挫滅ともいう．

外力の作用部位にできる脳挫傷を衝撃側損傷（coup injury），外力の作用部位と反対側の頭蓋骨内面に脳が衝突して起こる脳挫傷を対撃損傷（contrecoup injury）と言う．

E．頭蓋内損傷時に頭部外に認められる所見

①消化管出血：外傷によるストレスが原因であると考えられている（Cushing潰瘍）．
②高体温：頭部外傷時には，高体温となることがある．
③尿貯留：死亡まで時間がある程度かかることが多いため．
④肺水腫：神経原性肺水腫と呼ばれ，これが死因に影響する場合がある．

80　第11章　症例とそのポイント

症例 3　屋外で倒れていた死体

銃　創

症例概要

本屍は，60歳，男性．建設業経営者．8月7日午前5時10分ころ，市道沿いに設置されたバス停留所（転回所）において，自家用車（普通乗用自動車）を停止させ，同車両の運転席外側の地面上に，頭部から多量に出血させて，仰臥姿勢で倒れ死亡しているのを，同所を通りかかった近隣住人により発見されたものである．

8月7日午後2時より解剖開始となる．

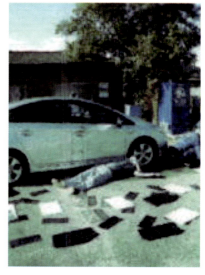

1　発見時のイメージ図

外表所見

1．概観
- 男性屍である．
- 身長は，176 cm．
- 体重は，77.0 kg．
- 栄養状態は，尋常である．
- 体格は，やや大である．
- 皮色は，一般に淡褐色調を呈する．
- 死斑は，背面の台に接しない部分で極軽度に発現し，紫赤色調を呈し，指圧で消褪しない．

- 死体硬直は，顎及び下肢で高度に発現し，その他の諸関節で緩解する．
- 直腸温は，検視時の8月7日午前11時31分で36℃であり，外気温（現場）は，同日午前6時30分で29℃であった．
- 本屍は，発見から解剖開始まで冷蔵庫で保管されていない．

2．頭部
- 頭部には，頭頂部で長さ5.5 cmの黒色毛を混えた白色頭毛が叢生する．
- 左右の耳介には，損傷は認めないが，多量の血餅が

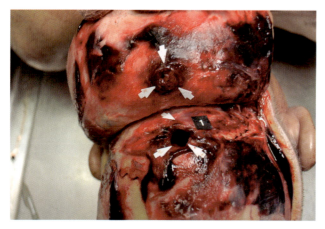

2　後頭部の皮下の様子
円形皮膚骨欠損部（創1）を白色矢印で示す．

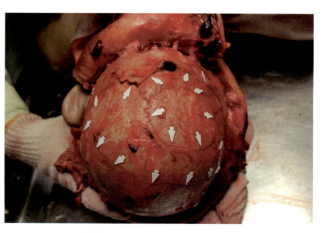

3　後頭部の骨折の様子

付着する.
- 左右の外耳道内には，血性液を認める.
- 左後頭部やや上方には，手掌面大の範囲で，麻実大赤褐色表皮剥脱を散在して認める.
- （創1）後頭部正中やや左側にして，外後頭隆起の上方3.0 cm，左方1.0 cmの部位には，直径0.6 cmのほぼ円形の皮膚欠損部を認める. 同欠損部の全周にわたって幅0.1 cmの皮膚挫滅部を認める.
- 周囲の皮膚には，著変を認めない.

3．顔面
- 両眼は，閉じる.
- 左眼を開くと，眼瞼，眼球結膜は蒼白調を呈し，溢血点は認めない. 角膜は軽度に混濁し，瞳孔は透見可能である. 瞳孔は正円形を呈し，瞳孔の直径は0.4 cmである. 眼球硬度は，尋常である.
- 右眼は左眼と同様である.
- 右内眼角部の皮膚は，薄紫色を呈する.
- 鼻骨には，骨折を認めない.
- 鼻腔内には，血性液が付着する.
- 口は，閉じる.
- 口唇粘膜には，損傷は認めない.
- 口腔内には，赤褐色血性液を少量認める.
- 舌尖は，歯列の後方に存する.
- 口腔粘膜には，損傷は認めない.
- 歯牙には，明らかな損傷を認めない.
- 眉間の上方3.0 cmの前額部に小指頭面大の皮膚隆起を認める.

4．頚部
- 頚部の皮膚には，特記すべき損傷・病変を認めない.

5．胸腹部
- 胸郭には，変形を認めない.
- 腹部は，ほぼ平坦である.
- （創2）胸骨頚切痕の下方2.8 cm，左方1.7 cmの部位には，直径0.7 cmの円形皮膚欠損部を認める. 皮膚欠損部の右側辺縁には，軽度の挫滅部を幅0.2 cmにわたり帯状に認める. 同創は，左大胸筋を貫き，左第1肋間から胸腔に達する〔（創6）と交通する〕.
- （創3）胸骨頚切痕の下方12.0 cm，左方7.0 cmの部位には，最大で1.3 cm大，最小で0.6 cm大の星芒状の皮膚欠損部を認める. 創縁には，皮膚の挫滅部を伴わない. 同創は，左大胸筋を貫き，左第4肋間から胸腔に達する. さらに胸腔から左横隔膜を貫通し，横隔膜では直径0.7 cmの欠損孔を認める. その後，胃体部前後壁を貫き，脾臓を一部損傷し，再度横隔膜に達している（創7と交通する）.
- （創4）右上前腸骨棘上方3.5 cm，後方3.0 cmの右下腹部外側には，直径1.3 cmから最大2.0 cmの皮

膚欠損部を認める. 乾燥のため同欠損部の性状の詳細は不詳である. 同欠損部は，後ろやや下方向に創洞を形成し，（創5）と交通する.
- （創5）右上前腸骨棘外側10.0 cmの部位には，直径1.0 cmのほぼ円形の皮膚欠損部を認める. 乾燥のため，創の性状の詳細は不詳であるが，後ろ創縁には，幅最大0.5 cmにわたり赤紫色帯状表皮剥脱を認める.（創4）と交通する.
- 胸腹部の皮膚には，その他の特記すべき損傷・病変を認めない.

6．背面
- 隆椎下方37.0 cmの部位より，下方向へと向かう長さ8.0 cmの白色線状皮膚瘢痕を1条認める.
- （創6）隆椎下方27.0 cm，左方15.5 cmの部位には，直径1.0 cmから最大2.0 cmの星芒状の皮膚欠損部を認める. 同創の外側には，米粒大程度の赤褐色表皮剥脱を数個散在して認める. 同創は，左第6肋骨の背面外側を粉砕し，僧帽筋を貫通する〔（創2）と交通する〕.
- （創7）隆椎下方27.5 cm，左方16.5 cmの部位には，直径0.7 cmのほぼ円形の皮膚欠損部を認める. 皮膚欠損部の全周にわたって幅約0.1 cmの皮膚挫滅部を認める. 同創は，左第8肋間を通り，広背筋を貫通する. 同貫通部の周囲には高度の出血を認める〔（創3）と交通する〕.
- 背面の皮膚を切開剥離すると，その他の背面の皮下および筋層内には，著変を認めない.

7．上肢
① 左上肢
- 左肘部には，拇指頭面大の赤褐色表皮剥脱を1個認める.
- 左手背部第2指基部には，小指頭面大薄紫色変色斑を1個認める. 同部の皮膚を切開剥離すると皮下に著変を認めない.

② 右上肢
- 右小指球には，長さ約1.7 cm，幅最大0.5 cmの内側に弁状の皮膚の哆開創を認める. 創底部は，蒲鉾状に軟組織が欠損する.

8．下肢
① 左下肢
- 左下肢の皮膚には特記すべき損傷・病変を認めない.
② 右下肢
- 右下肢の皮膚には特記すべき損傷・病変を認めない.

9．外陰
- 外陰部には，長さ最長6.5 cmの白色毛を混えた黒色陰毛が叢生する.
- 外陰には，特記すべき損傷・病変を認めない.

82　第11章　症例とそのポイント

10. 肛門
- 肛門は閉じ，糞便の汚染を認めない．

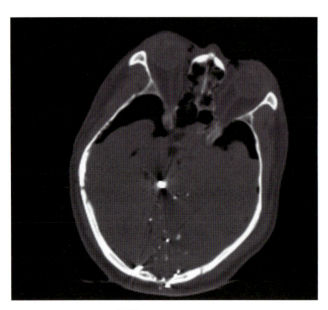

4　頭部CT像

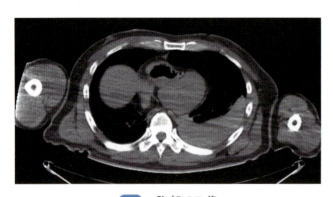

5　胸部CT像

死後CT 所見

頭部（写真④）：気脳症と頭蓋内に多数の骨片と銃弾の一部が認められる．

胸部（写真⑤）：左胸腔内に出血を多量に認める．

主要解剖所見

①頭部銃創（創1）：後頭部ほぼ正中から入り，脳幹を損傷し（写真⑦），前額部正中の皮下で停止する．盲管射創．死因となりうる損傷である．数m程度はなれて発射されたものと推定される．銃弾の直径は0.9 cm内外であると推測される．

②胸部銃創（1）：前胸左上部の（創2）より，左大胸筋を貫き，第1肋間から胸腔に達し，左肺上葉を貫通し（写真⑧）第6肋骨を粉砕し，胸腔を出て腰部背面左側（創6）に達する貫通射創．かなり重篤な損傷であるが，直ちに死に至ったものとは考えにくい．数m以上はなれて発射されたものと推定される．銃弾の直径は0.9 cm内外であると推測される．

③胸部銃創（2）：腰部背面左側（創7）より，第8肋間より胸腔に達し，左横隔膜を貫き，脾臓を損傷し，胃体部を貫通し（写真⑨），左横隔膜を再び貫き，左肺下葉を貫通し，左第4肋間から胸腔を出て，左胸部の（創3）に達する貫通射創．かなり重篤な損傷であるが，直ちに死に至ったものとは考えにくい．数m程度はなれて発射されたものと推定される．銃弾の直径は0.9 cm内外であると推測される．

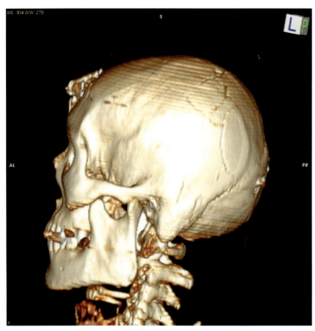
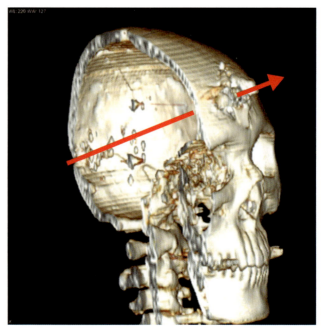

6　頭部3DCT像（→は銃弾が撃ち込まれた方向を示す）

症例3 屋外で倒れていた死体

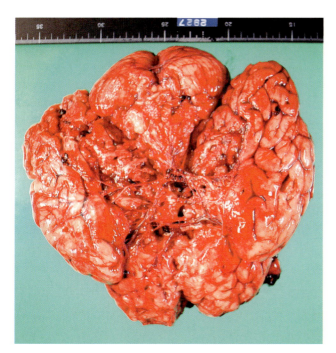

7 銃弾による脳幹部の損傷

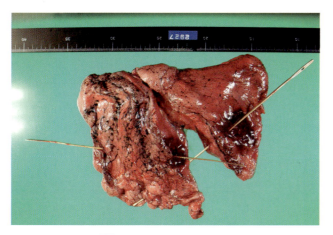

8 肺を貫通した銃創

④右下腹部外側の銃創：後方の（創5）から入り，皮下を走行し，前方やや上方向に走行し，（創4）に達する貫通射創．死因とは関係ない．数m程度はなれて発射されたものと推定される．銃弾の直径は0.9 cm 内外であると推測される（写真⑩）．
⑤右手掌哆開創：死因とは関係ない．性状から鈍体の打撃・圧迫により生起したものと推定される．銃弾によって生起した擦過射創と推定される．
⑥左後頭部表皮剥脱，皮下出血：死因とはならない程度であると推定される．鈍体の打撃・圧迫により生起したと推定される．路面に倒れることで生起したとしても矛盾はしない．
⑦左気胸，左胸腔内出血：650 mLの軟凝血塊を含む血液を認めた（写真⑤）．左肺の銃創からの出血により生起したと推定される．重篤なものであるが，直ちに死に至るものとは考えにくい．

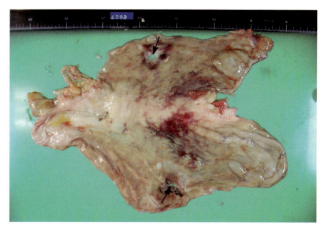

9 胃奨膜面に見られた銃弾痕

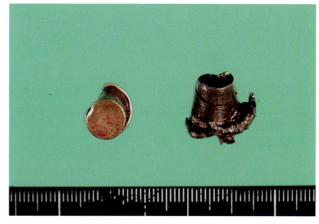

10 体内から摘出された銃弾

病理組織所見

①脳：うっ血調を呈する．軽度の浮腫性変化を認める．
②心臓：心筋線維の断片化と好酸性変化を認める．
③肺：炭粉沈着を高度に認める．気腫性変化は中等度である．うっ血調を呈する．左肺の含気量が少ない．
④肝臓：脂肪沈着を軽度認める．線維化や炎症細胞浸潤を認めない．
⑤腎臓：やや軟化融解性を呈する．
⑥脾臓：貧血調を呈する．
⑦甲状腺：間質にリンパ球の集簇する部位を少数認めるが，その他の著変を認めない．
⑧膵臓：軟化融解性を呈する．
⑨精巣：著変を認めない．

検査所見

①本屍の解剖時に採取した血液を用いて，血球凝集法によるABO式血液型を検査したところ，A型と判定された．
②本屍解剖時に採取した血液，尿および胃内容中のエタノール濃度を，ガスクロマトグラフィー法により

84　第11章　症例とそのポイント

測定したところ，血液中および尿中からはエタノールは検出されなかった．胃内容中からは 0.2 mg/mL のエチルアルコールが検出された.

③本屍解剖時に採取した血液を用いて液体クロマトグラフィー質量分析装置により薬毒物定性スクリーニング検査を行ったところ，ジアゼパムおよびジフェンヒドラミンが検出された.

④本屍の解剖時に採取した血液を用いて，シェーンバイン法に基づいた検査キット Cyan-Test wako により青酸化合物含有の検査を行ったところ，青酸化合物は検出されなかった.

⑤本屍の解剖時に採取された血清を用いて，イムノクロマト法により B 型肝炎ウイルス抗原および C 型肝炎ウイルス抗体を，外部検査機関で抗 HIV 抗原・抗体を検出したところ，HBs 抗原は，陰性（基準値：陰性），HCV 抗体は，陰性（基準値：陰性），抗

HIV 抗原・抗体は，陰性（基準値：陰性）と判定された.

死因診断

以上の所見より本屍の死因を推定すると，本屍の死因は，頭部銃創による脳幹部損傷であると推定される．本屍の死亡までの時間はごく短時間であると推察される．胸部の銃創に関しては出血が多く，頭部銃創の前に生起したとも考えられる.

死亡状況と創の部位，射撃の距離等より自殺や事故とは考えられない事から，本屍の死因の種類は「10. 他殺」であると推定される.

本屍の死後経過は，死体現象から解剖開始までに半日程度は経過していると考えられる．したがって，本屍の死亡推定時刻は 8 月 6 日の深夜頃と推定される.

症例のポイント

A．銃創の種類

①貫通射創：弾丸が体を貫通したもの.
②反跳射創：弾丸が当たるが体内に侵入せず，皮下出血を形成しただけの創.
③擦過射創：弾丸が体表を擦過し，表皮剥脱や体表の組織欠損を形成したもの.
④盲管射創：弾丸が体内に侵入するも，途中であたり停止したもの.
⑤回旋射創：弾丸が体内に侵入後，骨などにあたり，回旋し，射出された創.

B．射入口と射出口（表）

弾丸がどのように体に侵入したかは，射撃された位置関係を特定する上で重要である.

C．弾丸の口径

口径とは弾丸の直径のことであり，1/100 インチで表される．45 口径とは，0.45 インチを示す．近射の銃創では創口は弾丸の直径より若干小さくなる.

D．弾丸の形状と射創管

体内に侵入した弾丸は骨などの硬組織にあたり変形したり，場合によっては数個の破片となることもある．射創管は常にまっすぐではないことから，解剖前に X 線検査等を行うと体内の残留弾丸の見逃しを防ぐことができる.

E．自他為の鑑別

射入口と射出口の位置関係および射撃の距離からある程度推定できる．また，引き金を引いた手には硝煙反応が認められる.

表　弾丸の発射距離と銃創の性状

弾丸の発射距離	接射（2〜3 cm）	近射（50 cm 前後）	遠射（1 m 以上）
射入口	破裂状（頭部など）. 汚物輪および挫滅輪をともなった円形. 周囲に煤暈および火薬粒あり. （散弾銃では弾丸開裂前の大きな穴となる）	汚物輪および挫滅輪をともなった円形. 周囲に煤暈および火薬粒あり.	円形（挫滅輪のみ）
		（散弾銃では多数の弾丸が距離に応じて開裂する）	
	頭蓋骨では損傷の大きさが外板＜内板（外から中へ弾が侵入）		
射出口	やや大きく破裂状. 頭蓋骨では損傷の大きさが内板＜外板（中から外へ弾が脱出）		

解剖費用の負担―責任者の不在

　解剖費用の負担に関しては，2000年頃に当時警察庁が全国の司法解剖に支払っていたお金が3億円程度であるのに対し，東京都は監察医務院に10億円程度支出していた．

　2006年から司法解剖の検査費用の支払いが開始され，総支出が40億円程度に膨らんだことから警察庁は解剖経費の圧縮に躍起である．検視官を増員し，明らかな事件性がないものに関して，事実上解剖をしない方向に舵を切っている．

　しかし一方で，高齢者の自宅での孤独死など，死亡状況が分からず死因が不明である遺体の死因究明は，厚生行政の側面があるものの，厚生労働省は全く知らぬ存ぜぬの対応である．大学を所管する文部科学省も司法解剖を含む法医解剖は病理解剖と異なり，研究・教育のために行われているものではないことから，その財政支援には非常に消極的である．

　東京以外の自治体の財政は乏しく，事件性のない遺体の死因究明を行う監察医制度を維持するのも大変である．遺族負担で多数の行政解剖を行なってきた神奈川県では，受益者負担で良いという意見も聞いたが，諸外国では国が費用を支出するのが当たり前である．

　監察医制度のない道府県では，死因究明への自治体の財政支出はごくわずかで責任者があいまいなことから，財政支出を押し付け合い，結果として，死因不明な遺体が病死として安易に処理されてしまっている．

　死因究明の責任者は，果たして誰であるべきだろうか．

症例 4　室内で倒れていた死体

嘔吐物吸引による死

症例概要

本屍は，44歳，男性．4月10日午後2時43分ころ，団地の元妻方居間において右側臥で倒れて死亡しているのを発見されたものである．

現場にはベゲタミン等の薬の空包が65錠あり，本屍の携帯電話の発見当日の元妻とのメールのやりとりからも服薬自殺等の内容の文面があり，薬物の多量服用による自殺の状況が認められた．しかし，検視では死因等が判然としなかったという．

玄関は閉まっていたが施錠はされておらず，家には三男が別の部屋に在宅中である．その他本屍の着衣に乱れはなく，貴重品等も盗まれた形跡はなかったという．

4月12日午前8時30分より解剖開始となる．

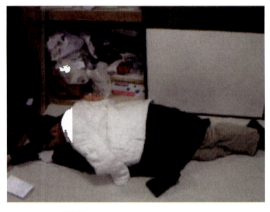

1　発見時のイメージ図

外表所見

1．概観
- 男性屍である．
- 身長は，168 cm．
- 体重は，76.5 kg．
- 栄養状態は，尋常である．
- 体格は，中等である．
- 皮色は，一般に淡褐色調を呈する．
- 死斑は，背面の台に接しない部分で中等度発現し，淡赤色調を呈し，指圧で消褪しない．
- 死体硬直は，全身の諸関節で高度に発現する．
- 直腸温は，検視時の4月10日午前7時45分で34℃であり，当時の室温は5℃であった．
- なお，本屍は，4月10日午前8時00分から4月12日午前7時30分まで冷蔵庫（5℃）で保管された．

2．頭部
- 頭部には，頭頂部で長さ最長9.5 cmの毛尖部が茶褐色に染色された白色毛をわずかにまじえた黒色頭毛が叢生する．
- 頭皮には，特記すべき損傷・病変を認めない．
- 左右の耳介には，損傷は認めない．
- 左右の外耳道内には，異常な内容物を容れない．

3．顔面
- 両眼は，閉じる．
- 左眼を開くと，眼瞼結膜は淡赤色調を呈し，蚤刺大溢血点を数個認める．眼球結膜は，血管充盈軽度である．溢血点を認めない．角膜は高度に混濁し，瞳孔はようやく透見可能である．瞳孔は正円形を呈し，瞳孔の直径は0.5 cmである．眼球硬度は，尋常である．
- 右眼を開くと，左眼と同性状である．
- 鼻骨には，骨折を認めない．
- 鼻腔内には，異常な内容物を容れない．
- 口は，閉じる．
- 口唇には損傷を認めない．
- 口腔内には，異液を認めない．
- 舌尖は，歯列の後方に存する．
- 口腔粘膜は，淡赤色調を呈し溢血点等は認めない．
- 歯牙には，新鮮な損傷を認めない．

4．頚部
- 左側頚部には，注射針痕を1個認め，周囲の手掌面大の範囲は紫赤色調を呈する．

5．胸腹部
- 胸郭には，変形を認めない．
- 腹部は，ほぼ平坦である．
- 左右の上胸部には，上肢へと繋がる龍の刺青を認め

る．
- 右下腹部には，長さ 3.2 cm の白色線状皮膚瘢痕を 1 条認める．
- 前胸部左側には，注射針痕を 1 個認める．

6．背面
- 背面全体には，龍と人物像の刺青を認める．
- 背面の皮膚には，特記すべき損傷・病変を認めない．
- 背面の皮膚を切開剥離すると，背面の皮下および筋層内には，特記すべき損傷・病変を認めない．

7．上肢
① 左上肢
- 左肩部から前腕上部にかけて，龍の刺青を認める．
- 左手背部には，注射針痕を数個認める．
- 左第 5 指末節部は，欠失する．
- 左爪は，青紫色を呈する．
② 右上肢
- 右肩部から前腕上部にかけて，龍の刺青を認める．
- 右肘窩及び前腕内側部には，注射針痕を数個認める．
- 右爪は，青紫色を呈する．

8．下肢
① 左下肢
- 左大腿前面には，24.0 cm × 15.0 cm 大の黒色龍の刺青を認める．
② 右下肢
- 右膝蓋部には，長さ 2.5 cm の白色線状皮膚瘢痕を 1 個認める．

9．外陰
- 外陰部には，長さ最長 8.0 cm の黒色陰毛が叢生する．
- 外陰には，特記すべき損傷・病変を認めない．

10．肛門
- 肛門は閉じ，糞便の汚染を認めない．

死後 CT 所見

頭部（写真❷）：死後変化で脳回および皮質白質の境界が不明瞭となっている以外に特別な所見はない．
胸部（写真❸）：気管支を中心に陰影が増強している．気管支内に貯留物あり．心臓内の血液に鏡面像が見られる（凝血塊がないことを示唆する）．
腹部（写真❹）：多量の胃内容物を認める．

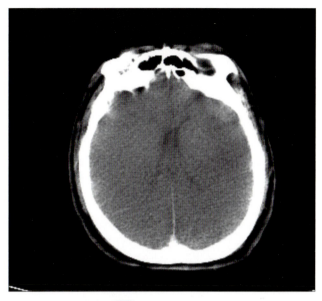

❷ 頭部 CT 像

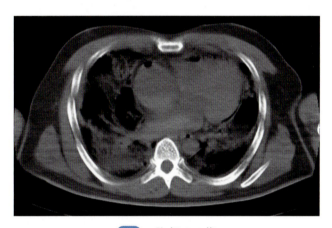

❸ 胸部 CT 像

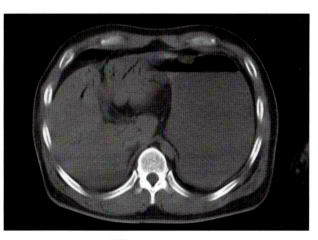

❹ 腹部 CT 像

主要解剖所見

①結膜等の溢血点：一般に急死の際に認められることのある所見の一つである．
②胃内容貯留：赤色粘液を850 mL容れる．米粒大の野菜様片，肉様片など食物残渣を多量に含む．
③食道，気道内暗赤色粘液（写真❺）：胃内容物と同様の食物残渣を多量に含む暗赤褐色粘液を食道内，喉頭内，及び気管・気管支内に認めた．

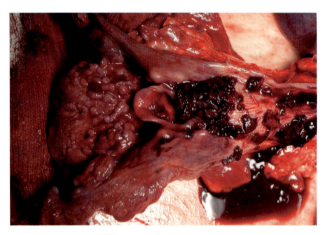

❺　喉頭内の食物残渣

④肺重量増加．肺うっ血水腫，気管・気管支内異物．
⑤暗赤色流動心臓血：一般に急死の際にも認められることのある所見の一つである．
⑥諸臓器のうっ血：一般に急死の際にも認められることのある所見の一つである．

病理組織所見

①脳：うっ血調を呈する．
②心臓：心筋線維の断片化と好酸性変化を認める．線維化や炎症細胞浸潤を認めない．
③肺：うっ血，水腫様を呈する．炭粉沈着は中等度である．肺胞内にはマクロファージをやや多く認める．また，気管支および肺胞内に異物を多数認める．
④肝臓：うっ血調を呈する．線維化を認め，グリソン鞘周囲にはリンパ球を主体とした炎症細胞浸潤を認める．
⑤腎臓：少数の硬化糸球体を認め，周囲にリンパ球の浸潤を認める．うっ血調を呈する．
⑥脾臓：著変を認めない．

⑦甲状腺：著変を認めない．
⑧膵臓：著変を認めない．
⑨精巣：著変を認めない．

検査所見

①本屍の解剖時に採取した血液を用いて，血球凝集法によるABO式血液型を検査したところ，A型と判定された．
②本屍解剖時に採取した尿を用いて，トライエージDOA®による薬物スクリーニング検査を行ったところ，ベンゾジアゼピン系の薬物が検出された．
③本屍の解剖時に採取した血液を用いて，シェーンバイン法に基づいた検査キットCyan-Test wakoにより青酸化合物含有の検査を行ったところ，青酸化合物は検出されなかった．
④本屍解剖時に採取した血液中のエチルアルコール濃度を，ガスクロマトグラフィー法により測定したところ，血液中からはエタノールは検出されなかった．
⑤本屍の解剖時に採取された血清を用いて，イムノクトマト法によりB型肝炎ウイルス抗原およびC型肝炎ウイルス抗体を，外部検査機関で抗HIV抗原・抗体を検出したところ，HBs抗原は，陽性（基準値：陰性），HCV抗体は，陽性（基準値：陰性）と判定された．ウイルス性肝炎の所見も認められた．抗HIV抗原・抗体は陰性（基準値：陰性）と判定された．
⑥本屍の解剖時に採取した血液および尿を用いて，液体クロマトグラフィー質量分析装置により薬毒物定性スクリーニング検査を行ったところ，血液よりフルニトラゼパム，レボメプロマジン，トリアゾラムが検出され，尿よりフルニトラゼパム，トリアゾラム，メタンフェタミンが検出された．

死因診断

本屍の死因は嘔吐物吸引による窒息であると考えられる．死亡までの時間は短時間であったと推定される．嘔吐の原因は薬物摂取による中毒症状が考えられる．死亡推定日時は，検視時の直腸温や死体現象，捜査情報などより，4月10日午前2時頃と推定される．

症例のポイント

窒息の原因となる誤嚥と吐しゃ物吸引と，胃内容物の死後流入の違いを区別する必要がある．

A．誤嚥とは

食物や飲料の摂取時に食道へ嚥下するところを気管内に吸引してしまうことをいう．食物ではない異物を誤って飲み込んでしまうことも誤嚥の範疇に入る．

高齢者等では嚥下中枢の機能低下のために誤嚥することがよく知られている．高齢者ではない若年者においても，意識レベルが低下したときに誤嚥を引き起こすほか，温かい食べ物や冷たい食べ物を摂取するときに自律神経の反射により気道が収縮し，それに伴って気道へと食物が吸いこまれることがある．

B．嘔吐物吸引とは

食物が一旦咀嚼・嚥下され，胃に流入したのちに，何らかの理由によって嘔吐し，その嘔吐した嘔吐物が気道内に吸引されることをいう．嘔吐の原因には内因性の疾患によるもののほか，本症例のような薬物の多量服用やアルコール中毒によるもの，腹部への外力によるものなど様々なものがあるが，死亡状況と解剖所見をもとに診断しなくてはならない．

C．胃内容物の死後流入

食後に死亡した場合において，蘇生行為中の胸骨圧迫に伴って腹部が圧迫されたために胃内容物が逆流し，気道内に流入することがある．また，検視などによって遺体が仰臥位から腹臥位にされるだけでも胃内容が逆流することがある．さらに，解剖時にも，腹部臓器を摘出する際に注意しないと胃を圧迫し，その結果，胃内容物が逆流することがあるので注意しなくてはならない．

食道内に逆流する分には死因診断に大きな影響はないが，気道へと流入してしまい，これが死因診断に影響することがあるので注意する必要がある．生前の吸引性窒息の場合は，死後の胃内容物の流入の場合と異なり，末梢の気管支内まで胃内容物が詰まることが多いので気管支末梢の肉眼検索，あるいは肺組織の顕微鏡的な検索が有効である．ただし，胃内容物の性状によってはそもそも末梢に到達しにくいものもあるので，総合的な視点から検索する必要がある．

さらに蘇生行為によって気道内の異物が吸引操作によって取り除かれて，解剖時には残っていないこともある．

90　第11章　症例とそのポイント

症例 5　火災現場で発見された死体

焼　死

症例概要

本屍は80歳，男性．3月20日午後2時頃より，地元自治会が，河川敷の枯雑草に生息する害虫駆除を目的とした野焼き作業を行っていたものであるが，午後4時頃に火の回りが早くなり，火炎の勢いも増したため，危険を感じた自治会員が119番通報した．同日午後5時25分頃，鎮火状況を確認中の消防職員が，河川敷において，体の一部が炭化した状態で死亡している本屍を発見したもの．

3月21日午前8時30分より解剖開始となった．

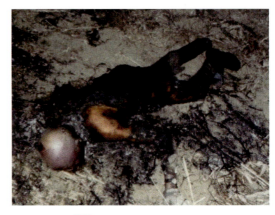

1　現場のイメージ図

外表所見

1．概観
- 身長158 cm．体重49.4 kg．栄養状態は尋常．体格は，普通である．皮色は，健常部で淡褐色調を呈する．
- 死斑は，焼損は激しく不詳である．
- 死体硬直は，全身の諸関節で高度に発現する．直腸温は16℃，当時の室温は，21℃，外気温（現場）は12.5℃であった．
- なお本屍は，3月21日午前1時00分から同日午前8時00分まで冷蔵庫（5℃）で保管された．

2．頭部
- 左右の側頭部及び後頭部には白色頭毛が叢生するが毛尖部は焼失する．
- 左右の耳介は，高度に熱凝固・収縮し黒褐色調を呈する．
- 左右の外耳道内には，赤色血液を認める．
- 頭頂部の皮膚は淡赤色調を呈し表皮は剥離する．後頭部の皮膚は蒼白調を呈し，熱凝固・収縮する．
- 頭部の皮膚には，その他の特記すべき損傷・病変を認めない．

3．顔面
- 両眼は，閉じる．
- 左右の眼瞼及び眼瞼結膜は高度に赤色調を呈し，多数の麻実大溢血点及び小豆大溢血斑が散在する．角膜は微濁であり，瞳孔は正円形で直径は0.3 cmである．眼球硬度は，やや硬い．
- 鼻骨骨折を認めない．鼻腔内に黒色煤及び血液の付着あり．口腔内に多量の煤付着あり．
- 舌尖は歯列の前方に突出する．
- 口腔粘膜に損傷を認めない．
- 口唇は，表皮が剥離し，淡赤色調を呈する．
- 歯牙に損傷を認めない．
- 顔面の皮膚は全体的に淡赤色調で表皮は，所々剥離する．

4．頸部
- 頸部の皮膚は，黒色調を呈し，高度に熱凝固する．

5．胸腹部
- 胸郭に変形を認めない．腹部はほぼ平坦である．
- 上腹部に長さ22.5 cmの白色の線状皮膚瘢痕を1条認める．
- 左胸部及び腹部正中の皮膚は黒褐色調を呈し，表皮は剥離する．腹部正中では，半手掌大の皮膚欠損部あり．
- 胸腹部のその他の部位の皮膚は，淡赤色調を呈し，表皮が剥離する．

6．背面
- 背面の皮膚は黒褐色調で高度に熱凝固する．背面の皮下および筋層内には，著変なし．

7．上肢
① 左上肢
- 左上腕の皮膚は茶褐色調で高度に熱凝固する．
- 左前腕外側の皮膚は淡赤色調で一部表皮が剝離する．
- 左前腕内側の皮膚は茶褐色調で高度に熱凝固する．
- 左手指及び手背の皮膚は，淡赤色調で表皮は所々剝離する．
- 左第5指の爪は欠失する．
② 右上肢
- 右上腕及び前腕の皮膚は淡赤色調で表皮は剝離する．
- 右上腕及び前腕内側の皮膚及び手指は，黒褐色調で高度に熱凝固する．

8．下肢
① 左下肢
- 左膝蓋部及び下腿下部遠位を除いて黒褐色調で高度に熱凝固する．周囲の皮膚は，淡赤色調で表皮は剝離する．
② 右下肢
- 右大腿後面及び，下腿外側面の皮膚は黒褐色調で高度に熱凝固する．周囲の皮膚は，淡赤色調で表皮は剝離する．

9．外陰
- 外陰部に長さ最長6.0 cmの白色毛をまじえた黒色陰毛が叢生する．
- 陰茎及び陰嚢の皮膚は，黒色調で一部表皮が剝離する．

10．肛門
- 肛門は閉じる．周囲に糞便の汚染あり．

死後CT所見

頭部（写真❷）：脳室の拡大が認められる．
胸部（写真❸）：腹臥位の影響で前胸部にも血液就下が認められる．
腹部（写真❹）：胃内容が著明に貯留している．胆石も認められる．

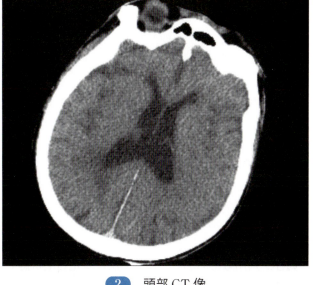

❷　頭部CT像

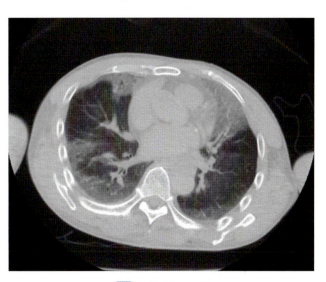

❸　胸部CT像

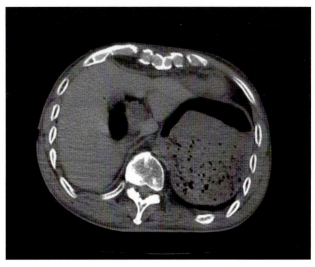

❹　腹部CT像

主要解剖所見

① 全身約90％のⅢ度からⅣ度の火傷：激しい火炎によるものと推定される．死因となりうるものであると推定される．
② 気道熱傷：軽度であり，狭窄を来すような浮腫性変化等の異状は認めず，それのみで死因とはなりえないと考える．
③ 気道内煤：少量である（写真❺）．
④ 凝血塊を含まない心臓血：一般に急死の際にも認められる所見の一つである．
⑤ 諸臓器のうっ血：一般に急死の際にも認められる所見の一つである．
⑥ 陳旧性骨盤骨折：死因とは関係ないと考える．
⑦ 胆石：死因となるものではない．

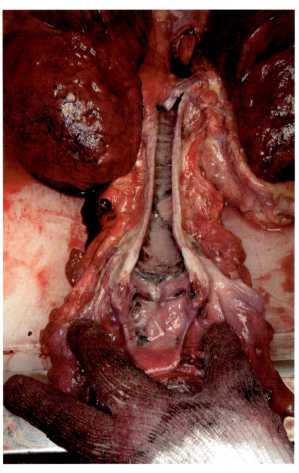

❺ 気管内の様子

病理組織所見

① 脳（写真❻）：軽度の浮腫性変化．
② 心臓（写真❼）：心室壁に軽度の線維化を認めるが，炎症細胞浸潤を認めない．
③ 肺：高度にうっ血，水腫様を呈する．炎症細胞浸潤を認めない．
④ 肝臓（写真❽）：軽度うっ血調を呈する．グリソン鞘を中心にリンパ球の浸潤を認める．線維化を認め

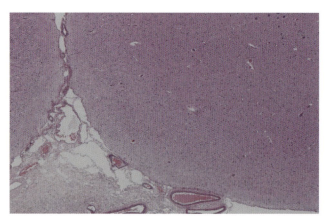

❻ 脳の組織像

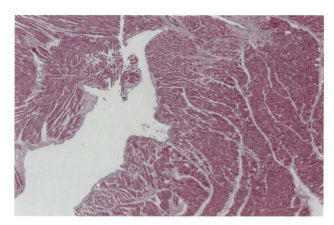

❼ 心臓組織像

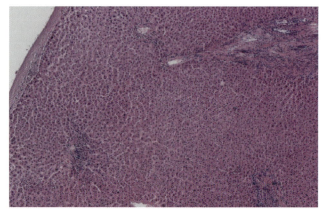

❽ 肝臓組織像

ない.
⑤腎臓（写真❾）：うっ血調を呈する．硬化糸球体を多数認め，周囲にリンパ球の浸潤を認める．
⑥脾臓，甲状腺，膵臓，精巣などには著変を認めない．

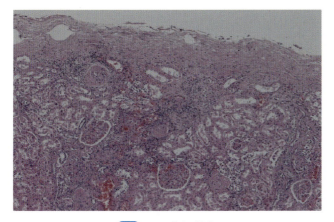

❾ 腎臓組織像

検査所見

①本屍の解剖時に採取した血液を用いて，血球凝集法によるABO式血液型を検査したところ，A型と判定された．
②本屍の解剖時に採取した尿を用いて，トライエージDOA®による薬物スクリーニング検査を行ったところ，乱用薬物は検出されなかった．
③本屍の解剖時に採取した血液，尿および胃内容中のエチルアルコール濃度を，ガスクロマトグラフィー法により測定したところ，血液中および尿中からはエチルアルコールは検出されなかった．胃内容中からは0.04 mg/mLのエタノールが検出された．死後産生されたものと推定される．
④本屍の解剖時に採取した血液を用いて，シェーンバイン法に基づいた検査キットCyan-Test wakoによりシアン化合物含有の検査を行ったところ，シアン化合物は検出されなかった．
⑤本屍の解剖時に採取された血清を用いて，イムノクトマト法によりB型肝炎ウイルス抗原およびC型肝炎ウイルス抗体を，外部検査機関で抗HIV抗原・抗体を検出したところ，HBs抗原は，陽性（基準値：陰性），HCV抗体は，陽性（基準値：陰性）と判定された．ウイルス性肝炎の所見も認められた．抗HIV抗原・抗体は陰性（基準値：陰性）と判定された．
⑥本屍の解剖時に採取した血液を用いて，液体クロマトグラフィー質量分析装置により薬毒物定性スクリーニング検査を行ったところ，主要な薬毒物は検出されなかった．
⑦本屍の解剖時に採取した右心血，左心血および全血を用い，吸光度法によって，一酸化炭素ヘモグロビン飽和度を測定したところ，本屍の右心血，左心血および大腿中の一酸化炭素中毒ヘモグロビン飽和度は，すべて0％と判定された．屋外のため，一酸化炭素の発生は少なかったか，激しい火炎のため吸入ができなかった可能性が考えられる．
⑧本屍の解剖時に採取された血液を用いて，好気条件と嫌気条件において一般細菌の培養同定検査を行ったところ，何も検出されなかった．

死因診断

- 本屍の死因は，血液中の一酸化炭素飽和度の上昇は認められなかったが，死因となりうる火傷が認められ，ほかに死因となりうる損傷・病変が認められなかったことから，焼死であると考えられる．
- 死亡までの時間は短時間であると推定される．
- 本屍の死因の種類は，死亡状況の詳細が不明のため，「11．その他および不詳の外因」とするが，野焼き中の事故であれば不慮の外因死の「5．煙，火災および火焔による傷害」となる．
- 本屍の死後経過は，死体現象より，解剖開始までに1日程度経過しているものと推定される．捜査情報を合わせると本屍の死亡推定日時は，3月20日午後4時頃と推定される．

94　第11章　症例とそのポイント

症例のポイント

　火災による死亡を焼死というが，具体的には，火炎等による火傷・熱傷（気道熱傷を含む），火災現場において発生した一酸化炭素による中毒，火災による酸素欠乏，建材に含まれる青酸化合物による中毒などの競合による死亡であるといえる.

A. 火傷・熱傷の範囲
　一般的に，火傷・熱傷の程度はⅠ度からⅣ度に分類される（表）.
　体表の熱傷面積がⅡ度熱傷では約1/2以上，Ⅲ度熱傷では約1/3以上であると死亡する可能性が高いといわれている.
　以下の熱傷範囲の算出法が知られている.

① 9の法則（成人に適用）
- 頭部・左上肢・右上肢をそれぞれ9%，体幹前面・後面・左下肢・右下肢をそれぞれ18%，陰部を1%で計算する.

② 5の法則（乳幼児に適用）
- 幼児の場合，頭部・体幹前面・後面をそれぞれ20%，四肢をそれぞれ10%で計算する.
- 小児の場合，頭部を15%，左上肢・右上肢をそれぞれ10%，体幹前面を20%，体幹後面・左下肢・右下肢をそれぞれ15%で計算する.
- 火災の直後に死亡しなくても，火傷・熱傷によりショックに陥り死亡したり，感染や腎不全を起こし死亡したりすることもある.

B. 死体所見
①拳闘家姿勢：全身の火傷に見られることが多い. 筋肉の熱凝固・収縮によって起こる. 生活反応ではない. 激しい燃焼によって四肢が焼失した場合等はトルソー様と言ったりする. また，陰茎は陰茎海綿体の血液凝固のため勃起する.

②頭蓋骨の骨折：激しい燃焼により，軟組織が失われ，頭蓋骨が熱に晒された結果，外板が破折することがある.

③燃焼血腫：頭蓋内では，硬膜が熱凝固・収縮し，水分に乏しくもろいレンガ状の赤色の血腫を硬膜外に形成することがある. 生活反応ではなく，死後でも生じうる.

④気道内（鼻口部，気管，気管支等）の煤・気道熱傷：火災が発生している際に呼吸をしていたことであり，生活反応として重要である.
　煤を観察した後には，煤を落とし，粘膜の状態を観察する. 軽いものであれば紅斑形成や粘膜の浮腫・腫脹が認められ，高度のものであれば熱凝固し，蒼白調を呈する. マスク等をしていて，煤の吸入がほとんどないこともある.
　食道や胃内に煤を嚥下していることもある.

⑤血中の一酸化炭素ヘモグロビン飽和度，シアン化合物濃度高値：火災によって発生した一酸化炭素や建材に含まれるシアン化合物の燃焼による吸引による. 生活反応として重要である.
　しかし，焼死の場合であっても屋外等の場合には，本症例のように血中一酸化炭素ヘモグロビン飽和度やシアン化合物の濃度が高くならないことがある. また医療行為の影響を受けて低下することがある.

⑥舌筋内出血：皮膚の熱凝固・収縮のため，頚部は圧迫され舌は突出し，舌筋内に出血が認められることがある.

⑦歯牙の破折：前歯部に多い. 燃焼により歯牙が黒褐色調を呈し，もろくなり破折することがある.

⑧四肢の骨折：軟組織の高度の熱凝固・収縮により，四肢骨が骨折することがある.

⑨腸管の脱出：激しい燃焼による熱により腹腔が破裂し，腹壁から腸管が脱出することがある.

⑩血液や諸臓器が紅色調：一酸化炭素ヘモグロビンの形成による.

⑪急死の所見：入院後に死亡した場合は当てはまらないが火災現場で死亡した遺体等では認められる.

⑫高体温：死後経過時間に比して高体温である. しかし，死後経過時間とは相関しない.

⑬Curling潰瘍：上部消化管に急性潰瘍が生じることがある. 急死例より，数日程度生存した場合に多くみられる.

表　火傷・熱傷の程度

程度	所見
Ⅰ度	紅斑形成：皮膚の発赤・腫脹であり，生活反応でもある.
Ⅱ度	水疱形成：表皮の一部が変性壊死し，表皮と真皮の間に漿液が貯留している状態をいう.
Ⅲ度	凝固壊死：組織の蛋白質が熱凝固した状態である. 蒼白調を呈する.
Ⅳ度	炭化：皮膚が焼けて黒くなったものである.

解剖嫌いの日本人？

　世間では，日本の解剖率が低い原因は，日本人は解剖が嫌いだからと言われている．しかし，ヨーロッパ人に聞いても，アメリカ人に聞いても解剖をされたいなどという人はいない．皆嫌いに決まっている．ではなぜなのか？

　日本ではありえない話だが，私の留学していたフィンランドでは，ボートで釣りをしていた人が皆の見ている前でおぼれて死んだとしても解剖されるのがあたりまえだ．そこには普通の人はボートから落ちることはないから，その原因が何かあるはずだという考えがある．お酒を飲んでいれば保険金が減額されるし，病死の所見があれば傷害保険は払われない．保険金などの支払いに密接に関係している．

　では，日本ではどうなのだろうか？　インターネットを利用した一般の日本人へのアンケートでは3割の人が絶対自分の親の解剖をしたくないと答えているが，しかしもし，解剖をすることで保険金が増額されるとしたらと聞くとその割合は1割に下がる．普通の日本人は親族が死亡したときに，保険のことはあまり考えない．逆に，保険会社は病死であれば支払いが少ない．警察も病死であれば処理が楽だという状況が，背景にあるのではないだろうか．

症例 6　水中で発見された死体

溺　死

症例概要

本屍は，45 歳，男性．2 月 26 日，午前 7 時 45 分頃，港の埠頭付近を散歩していた男性により同所で発見され，118 番通報された．海上保安庁職員が確認したところ，頭を東側に向け，伏臥の状態で深さ 1.2 m の海に浮いていた．着衣に乱れはなく，左右の靴は履いた状態であった．同日の午前 8 時 30 分，救急車で病院に搬送された．心肺停止の状態であり，同日午前 9 時 23 分にそのまま心拍再開なく死亡確認となった．その後の捜査により，本屍は，前日の 25 日午後 6 時頃から午前 3 時頃まで知人 3 人と飲酒しており，友人と別れた同日の午前 3 時過ぎから 3 時 40 分頃まで飲酒場所から埠頭の方に移動していたことが判明した．

2 月 27 日午前 8 時 30 分より解剖開始となる．

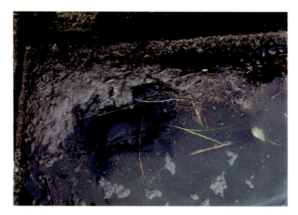

1　現場のイメージ図

外表所見

1．概観
- 身長は，173 cm.
- 体重は，65 kg.
- 栄養状態は，尋常である．
- 体格は，中等である．
- 皮色は，一般に淡褐色調を呈する．
- 死斑は，背面の台に接しない部分で高度に発現し，淡紫赤色調を呈し，指圧で消褪しない．
- 死体硬直は，全身の諸関節で高度に発現する．
- 直腸温は，発見同日の検視時午後 0 時 45 分で 16℃であり，当時の室温は 6℃，同日午前 8 時 50 分の外気温（現場）は 3℃，水温は 8℃であった．
- なお本屍は 2 月 26 日午後 7 時 05 分から 2 月 27 日午前 5 時 20 分まで冷蔵庫（5℃）で保管された．

2．頭部
- 頭部には，頭頂部で長さ最長 13.0 cm の毛尖部が黒色に染色された白色頭毛が叢生する．
- 左右耳介には，損傷はなく，左右外耳道内には，異常な内容物を容れない．
- 外後頭隆起の上方 16.0 cm を中心とする，2 倍手掌面大の範囲の頭皮には，多数の淡赤色米粒大，一部長さ最大 1.8 cm の線状表皮剝脱を散在して認め，全体的に淡赤色調を呈する．同部の皮下には多数の大豆大程度の少量の血液の膠着を散在して認める．

3．顔面
- 両眼は，軽く開く．
- 左眼を開くと，眼瞼結膜および眼球結膜は淡赤色調を呈し，針刺大溢血点を多数認める．血管はやや充盈する．角膜は高度に混濁し，瞳孔は透見可能である．瞳孔は正円形を呈し，瞳孔の直径は 0.4 cm である．眼球硬度は，尋常である．
- 右眼を開くと，左眼とほぼ同様である．
- 鼻骨には，骨折を認めない．
- 鼻腔内には，異液を認めない．
- 口は，軽く開く．
- 口腔内には，黄褐色草片，黒色泥砂を少量認める．
- 舌尖は，歯列の後方に存する．
- 口腔粘膜，口唇粘膜には，損傷は認めない．
- 歯牙には，明らかな損傷を認めない．
- 前額部全体に長さ最長 2.0 cm までのさまざまな方向へと走る皮内にとどまる哆開創を多数散在して認める．皮下には，大豆大程度の少量の血液の膠着を散在して認める．

4．頚部
- 頚部の皮膚には，特記すべき損傷・病変を認めない．

5．胸腹部
- 胸郭には，変形を認めない．
- 腹部は，ほぼ平坦である．
- 胸腹部の皮膚には，特記すべき損傷・病変を認めない．

6．背面
- 背面の皮膚には，著変を認めない．
- 背面の皮膚を切開剥離すると，上部背面正中の皮下に中等量の血液の膠着を認める．筋層内には，右菱形筋内，同高さの脊柱起立筋内に少量の血液の膠着を認める．

7．上肢
① 左上肢
- 左手背部には，長さ最長1.5 cmまでの淡赤色線状表皮剥脱を多数散在して認める．
- 左第2指から第5指の末節部の主に縦方向に走る，長さ最長1.5 cmまでの線状淡赤色表皮剥脱を多数認める．

② 右上肢
- 右第1指から第5指の末節部の多数の主に縦方向に走る，長さ最長1.5 cmまでの淡赤色線状表皮剥脱を多数認める．

8．下肢
① 左下肢
- 左大腿下部内側には小指頭面大薄青紫色変色斑を1個認める．同部を切開剥離すると皮下に少量の血液の膠着を認める．

② 右下肢
- 右鼠径部に注射針痕を1個認める．周囲の母指頭面大の範囲は薄紫色を呈する．

9．外陰
- 外陰部には，長さ最長6.5 cmの黒色陰毛が叢生する．
- 外陰部には，特記すべき損傷・病変を認めない．

10．肛門
- 肛門は閉じ，糞便の汚染を認めない．

死後CT所見

頭部（写真❷）：副鼻腔内に液体貯留を認める．
胸部（写真❸）：両肺に斑状影を広範囲に認める．

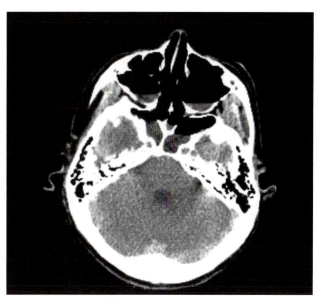

❷ 頭部CT画像

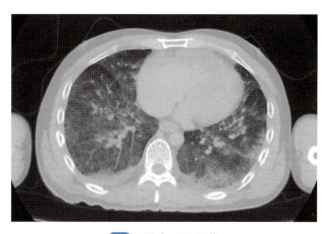

❸ 胸部CT画像

病理組織所見

① 脳：高度のうっ血と軽度の浮腫性変化を認める．
② 心臓：線維化や炎症細胞浸潤を認めない．心筋線維の断片化と好酸性変化を認める．
③ 肺：うっ血調を呈する．浮腫性変化を認め，肺胞は拡張する．
④ 肝臓：うっ血調を呈する．線維化や炎症細胞浸潤を認めない．
⑤ 腎臓：うっ血調を呈する．糸球体や尿細管に著変を認めない．
⑥ 脾臓：うっ血調を呈する．
⑦ 甲状腺：著変を認めない．
⑧ 膵臓：うっ血調を呈する．著変を認めない．
⑨ 精巣：著変を認めない．

主要解剖所見

①前額部，後頭部表皮剝脱，皮下出血：死因とはならない．鈍体の擦過，打撃あるいは圧迫により生起されたものと推定される．
②背面上部の皮下・筋肉内出血：死因とはならない．鈍体の打撃あるいは圧迫により生起されたものと推定される．
③左右指端部の表皮剝脱（写真❹）：死因とはならない．鈍体の擦過，打撃あるいは圧迫により生起されたものと推定される．海面から上がろうと岸壁につかまろうとしたことによって生じたものと推定される．
④左大腿の小変色斑，皮下出血：死因とはならない．鈍体の擦過，打撃あるいは圧迫により生起されたものと推定される．
⑤右鼠径部注射針痕：医療行為によるものと推定される．死因とは関係ない．
⑥肺の膨隆，重量増加，うっ血水腫（写真❺）：重量は左肺が 900 g，右肺が 1100 g．海水の吸引によるものと推定される．
⑦気道内の白色微小泡沫を含む透明水溶液貯留（写真❻）：海水の吸引によるものと推定されるが，死後の流入も考えられる．
⑧結膜等の溢血点：一般に急死の際にも認められる所見の一つである．
⑨暗赤色流動心臓血：一般に急死の際にも認められる所見の一つである．
⑩諸臓器のうっ血：一般に急死の際にも認められる所見の一つである．
⑪左右錐体が青紫色：一般に溺死体においても認められる所見の一つである．

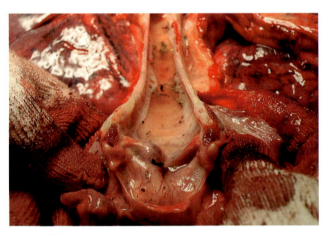

❻ 微小泡沫を含む気道内水溶液の様子

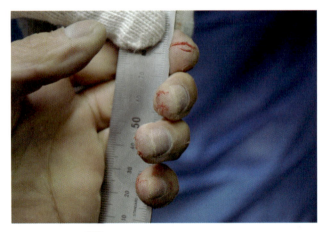

❹ 手指の先端の表皮剝脱

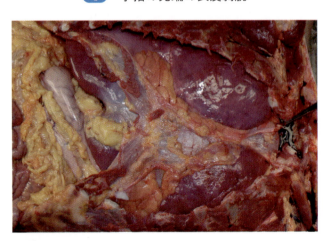

❺ 胸腔開時の様子．左右肺は高度に膨隆する

検査所見

①本屍の解剖時に採取した血液，尿および胃内容中のエタノール濃度を，ガスクロマトグラフィー法により測定したところ，血液中からは 1.9 mg/mL，尿中からは 3.28 mg/mL，胃内容中からは 1.7 mg/mL のエタノールが検出された．死亡間際まで飲酒をしていた可能性があると考える．
②本屍の解剖時に採取した血液を用いて，液体クロマトグラフィー質量分析装置により薬毒物定性スクリーニング検査を行ったところ，主要な薬毒物は検出されなかった．
③本屍の解剖時に採取した血液を用いて，シェーンバイン法に基づいた検査キット Cyan-Test wako によりシアン化合物含有の検査を行ったところ，シアン化合物は検出されなかった．
④本屍の解剖時に採取された血液を用いて胸水中の電解質を測定したところナトリウム 159 mEq/L，クロール 130 mEq/L：胸水の電解質濃度が著明に上昇しているため，海水による溺水として矛盾しない．
⑤本屍の解剖時に採取された血清を用いて，イムノクロマト法によりB型肝炎ウイルス抗原およびC型肝炎ウイルス抗体を，外部検査機関で抗HIV抗原・抗体を検出したところ，HBs抗原は，陰性（基準

値：陰性），HCV抗体は，陽性（基準値：陰性），抗HIV抗原・抗体は，陽性（基準値：陰性）と判定された．

⑥本屍の解剖時に採取された血液を用いて，好気条件と嫌気条件において一般細菌の培養同定検査を行ったところ，陰性であった．

⑦本屍の腎臓片，肺臓片，肝臓片および胃内容からプランクトンを検出すべく，壊機試験を行い，硅藻類のプランクトンの検出を行ったところ，左右肺，左右腎臓，肝臓，胃内容および現場水からは少量の硅藻類が検出された．肺，腎臓，肝臓および胃内容から検出された硅藻の種類は，死体発見現場で採取された溜水に含まれる硅藻の種類とほぼ一致した．

死因診断

　以上の所見より本屍の死因を推定すると，急死の所見に加えて，副鼻腔内の液体貯留，気道内の泡沫，両肺の膨隆と重量増加・うっ血水腫，プランクトン検査で肺，腎臓，肝臓および胃内容からプランクトンが検出されたこと，胸水中の電解質濃度の上昇などを認め，その他に死因となりうる損傷・病変を認めなかったことから，本屍の死因は溺死として矛盾しない．死亡までの時間は比較的短時間であったと推定される．本屍の死因の種類は，溺水の経緯が不詳であるため，「11.その他および不詳の外因」とする．

　本屍の死後経過は，死体現象より解剖開始までに1日程度と推定される．捜査情報をあわせると本屍の死亡推定日時は，2月26日午前3時45分頃と推定される．

症例のポイント

溺死とは，外来性の液体を気道に吸引した結果，肺胞および気管支末端の内腔が閉塞されて生じる窒息死である．

溺死体と単に水中で発見された水中死体とは意味が異なるので注意が必要である．水中死体には，溺死体が含まれる．

A．溺死体に認められる主な特徴

1）外表所見（☞ p.24）

①死斑が明瞭でないことがある．

これは死後に水流等で体位が変換することによる．水温が低い場合には，死斑の色調が鮮紅色となることがある．溺死でない水中死体でも認められる．

②手指の漂母皮化，蝉脱

手足の指に認められる表皮の膨化（漂母皮化）と遊離（蝉脱）である．蝉脱は死後数日以上経過した遺体で認められる．溺死でない水中死体でも認められる．

③巨人様化

カスパーの法則（☞ p.25）にあるように，水からの引き上げ後に急激に腐敗が進行し，巨人様化する．溺死でない水中死体でも認められる．

④鼻口部，気道内の微細泡沫

新鮮な遺体で水中から引き上げた早期に鼻口部や気道内に微細泡沫が認められる．キノコ状に見られる場合を Schaumpilz とも呼ぶ．気道内の空気と吸引した水等が混ぜ合わされることにより生じるとされる．肺水腫等でも認められることもある（写真❼）．

⑤強直性硬直（☞ p.16）

溺水時に，けいれん等により極度の筋緊張状態に陥り，即時に死体硬直が発現することがある．この場合，川底などの水草を握っていたりすることがある．

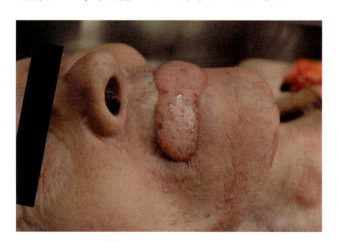

❼　鼻口部の微細泡沫

2）内景所見

①急死の一般的な三徴

結膜や胸膜等の溢血点，諸臓器のうっ血，暗赤色流動心臓血が認められることが多い．ただし，脾臓には，うっ血が認められないことがある．

②錐体出血

錐体内には，血圧の上昇に伴い，微小出血は生じうるが，溺死の場合は肉眼的にも見える程度となる．

③胃内の水溶液貯留

溺水時に水を誤飲することから，胃内容に水分を多く含むことがある．採取した胃内容物を静置しておくと下層に食物残渣を含む粘液，上層に水成分が分離し，表面に微小水泡が認められる（Wydler's sign）．

④溺死肺，胸水貯留

高度に膨隆し，表面に肋骨の圧痕が認められることもある．臓側胸膜には拇指頭面大の出血斑（Paltauf 斑）を認めることがある．重量は著しく増加し，1000 g 程度になることもある．組織では，肺内の空気が末梢に追いやられ，肺表面に気腫が認められる（水性肺気腫）．しかし，時間の経過とともに溺死肺の所見は不明瞭となる．

肺に吸引された水は，時間の経過とともに胸腔内に移動する．さらに時間が経過すると，液体成分は体外に移行し，空虚となることがある．

⑤プランクトンの検出（☞ p.49）

現在もっとも広く使われている溺死の診断法の一つである．川水などに含まれるプランクトンを溺水時に吸引し，それが血流にのって各臓器に運ばれる．したがって，溺水時に生存していれば，肝臓や腎臓などの実質臓器からプランクトンが検出されることになる．胃，肺を除けば死後に流入することは考えにくい．また，プランクトンの種類が溺水したと思料される場所のプランクトンの種類と同じであれば，溺水場所の特定にも役立つ．

しかしながら，川水などに含まれるプランクトンの量や種類は，場所や季節によって異なるため，仮にプランクトンが検出されなかったとしても溺死が即否定される訳ではない．各所見を総合的に判断し，診断するべきである．

⑥その他

- 気道内や食道内に草木の枝，泥砂等の異物：溺水時に異物の誤嚥と考えがちであるが，死後の流入も考えられるので，その判断には注意が必要である．
- 水苔等の付着：夏場であれば 4〜5 日，冬季でも 1

〜2週間程度で付着するといわれている．広く水中死体に認められる．

- 体温の低下：熱伝導が速い水中では，体温の低下は水温の影響を受けやすい．
- 呼吸筋や呼吸補助筋内の出血：呼吸困難時に筋肉の過収縮や血圧の上昇などで出血が生じると考えられている．
- 電解質の濃度の差異：溺死所見のうち，淡水か海水かで異なるものとして，淡水では左心血が右心血より希釈されることや，血液や胸腔液中の電解質濃度が淡水では低下することが知られている．海水ではその逆となる．しかしいずれも新鮮な遺体に限って有意な所見である．
- 死体の浮揚：人体の比重は吸気時には1.0よりやや小さいが，水を吸引すると1.0近くになる．一旦水に沈んだ遺体は，腐敗ガスの発生によって夏であれば数日，冬であれば数週間で浮揚するとされる．ただし，水深の深い水中で溺死した場合には，低温高圧下の環境で，浮揚するに必要な腐敗ガスの発生が抑えられて，浮揚しないこともある．

B．溺死のCT所見

溺死の場合には，気道内や副鼻腔内に液体の貯留が認められることが多い．さらに肺実質には，全体的に斑状の陰影が，胃内には，液体成分の貯留が認められることが多い．

死後相当時間が経過すると，胸水の貯留が認められることがある．さらに死後1ヵ月以上などの長期間経過した遺体では，肺は退縮し，肺野の陰影は認められなくなる．

C．溺死の経過

窒息と同じように，Ponsoldの分類が知られている．

第1期（前駆期）：
約1分．1回のみ反射的に呼吸運動が起こる．
第2期（呼吸困難期）：
約1〜2分．はじめは吸気性，後に呼気性の呼吸困難を起こし，大量の水を吸引する．痙攣を起こし，意識は消失する．
第3期（痙攣期）：
1〜1.5分．痙攣を起こし，意識は消失する．
第4期（無呼吸期）：
約1分．呼吸が停止する．
第5期（終末呼吸期）：
約1分．ゆっくりと呼吸を繰り返し，停止する．

(Ponsold A: Lehrbuch der Gerichtlichen Medizin.1 Abb, 323, Georg Thieme Verlag, Stuttgart, 1967)

D．水浴死

溺死体の中には，死亡状況からは溺死したと推定されるが，溺死肺の所見等，上記溺死体の特徴を欠くものが少なくない．これらを乾性溺水といったりする．少量の冷水を摂取しただけで，気道への刺激で喉頭痙攣などを起こし，窒息死したものと推定されている．

Column 10

溺死と死因の種類

入浴中の浴槽内での死亡は内因死とされ，解剖されることは少ない．しかし実際は，内因死か外因死かについての判断は難しく，検案にて外傷のない場合であっても，必ずしも内因死とは断言できないはずである．監察医務院等の統計報告では，外傷を伴わない浴槽内での溺水の原因のほとんどが内因死だが，解剖をして少なくとも内因疾患がないことを確かめないと，外表検査のみで内因死とされる恐れがある．法医学会の調査では，入浴中の浴槽内の死亡に関して，ほとんどを内因死とする県と30%程度を外因死とする県と，都道府県によってかなり隔たりがある．これは，監察医制度の有無だけではなく，各地域の警察がこのような遺体を解剖に付すか否かにも左右されている模様である．

溺水の原因として，内因疾患が証明されるか否かが一番重要であると考えられるが，裁判では保険金の請求につき外因死の証明が要求されている．溺死それ自体は，急激，偶発，外来の不慮の事故と解されているが，保険の約款として「軽微な外因により発症し，またはその症状が増悪したときには，その軽微な外因は急激でかつ偶発的な外来の事故とみなしません」という記載がある場合がある．入浴中にすべるなどして溺死したらこの軽微な外因にあたる可能性もあり，その場合は保険金は支払われない．

そもそも一例一例の死者およびその遺族の権利を守るための法医学であることを考えると，やはり解剖などの検査をしっかり行って損傷や病変を詳細に確認し，死因を診断する必要性があるのではないか．

症例 7 冬季，屋外で発見された死体

低体温死

> **症例概要**
>
> 本屍は，25歳，男性．1月15日から県内の研修会に参加していたが，同研修中である1月17日から所在不明となっていた．実父から捜索願いが出されていたが，1月20日午後3時3分ころ，山中において仰臥で上半身が裸の状態で死亡しているのを，ハイキング中の72歳の男性により発見されたものである．
>
> 近くにはリュックサック，眼鏡，上衣などが落ちており，ハイキングコースから発見場所まで高さ約5 m，幅40 cmの滑落痕が認められた．
>
> 1月22日午後1時00分より解剖開始となる．

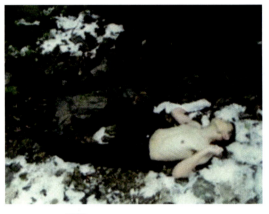

1 現場のイメージ図

外表所見

1．概観
- 男性屍である．
- 身長は，171 cm.
- 体重は，53.7 kg.
- 栄養状態は，やや貧である．
- 体格は，中等である．
- 皮色は，一般に淡褐色調を呈する．
- 死斑は，背面の台に接しない部分で弱度発現し，紫赤色調を呈し，指圧で消褪しない．
- 死体硬直は，上半身でごく僅か，下半身で弱度発現する．
- 直腸温は，検視時の1月20日午後7時00分で3.5℃であり，当時の室温が9℃，外気温（現場）は2℃であった．
- なお，本屍は，1月20日午後10時10分から1月22日午後0時20分まで冷蔵庫（5℃）で保管された．

2．頭部
- 頭部には，頭頂部で最長6.0 cmの黒色頭毛が叢生する．
- 左右耳介には，損傷は認めない．
- 左右外耳道内には，異常な内容物を容れない．
- 頭部の皮膚には，特記すべき損傷・病変を認めない．

3．顔面
- 両眼は，閉じる．
- 左眼を開くと，眼瞼結膜は淡赤色調を呈し，血管充盈やや高度であり，溢血点は認めない．眼球結膜は，蒼白調を呈し，溢血点は認めない．角膜は高度に混濁し，瞳孔はかろうじて透見可能である．瞳孔は正円形を呈し，瞳孔の直径は0.5 cmである．眼球硬度は，尋常である．
- 右眼を開くと，左眼とほぼ同様である．
- 鼻骨には，損傷は認めない．
- 鼻腔内には，白色粘液を少量認める．
- 口は，軽く開く．
- 口腔内には，異液を認めない．
- 口腔粘膜には，損傷は認めない．
- 舌尖は，歯列の後方に存する．
- 下口唇やや右側には小豆大淡赤色表皮剥脱を1個認める．
- 顔面の皮膚は左側がやや淡赤色調を呈する．
- 歯牙には，損傷を認めない．

4．頸部
- 頸部の皮膚には，特記すべき損傷・病変を認めない．

5．胸腹部
- 胸郭には，変形を認めない．
- 腹部は，やや陥凹する．
- 胸腹部の皮膚には，特記すべき損傷・病変を認めない．

6．背面

- 背面の皮膚には，左の下臀部やや外側には手掌面大の範囲に不整形な淡赤色変色斑を散在して認める．皮下には少量の血液の膠着を認める．
- 背面の皮膚を切開剥離すると，その他の背面の皮下および筋層内には，著変を認めない．

7．上肢

① 左上肢

- 左肘部周囲に米粒大程度の表皮剥脱及び淡赤色変色斑を散在して認める．

② 右上肢

- 右肘部周囲に淡赤色線状表皮剥脱及び米粒大淡赤色変色斑を多数散在して認める．

8．下肢

① 左下肢

- 左下腿上部前面には，全体的に小指頭面大から半手掌面大の淡赤色変色斑を散在して認め，左膝蓋部周囲には，大豆大までの淡赤色表皮剥脱を数個散在して認める．同部の皮膚を切開すると皮下に少量の血液の膠着を認める．
- 左下腿中部背面には拇指頭面大の淡赤色変色斑を認め，内に大豆大赤褐色表皮剥脱を2箇所認める．

② 右下肢

- 右膝蓋部は，全体的に赤褐色調を呈し，内に小指頭面大までの赤褐色表皮剥脱を散在して認める．同部の皮膚を切開すると皮下に少量の血液の膠着を認める．

9．外陰

- 外陰部には，長さ最長8.0 cmの黒色陰毛が叢生する．
- 外陰部には，特記すべき損傷・病変を認めない．

10．肛門

- 肛門は閉じ，糞便の汚染を認めない．

🟢 死後 CT 所見

胸部（写真❷）：肺野のCT値が全体的に低く，血液就下を認めない．
　　（写真❸）：心臓内に凝血塊が認められる．
腹部（写真❹）：特異的な所見はない．
骨盤部（写真❺）：尿貯留が認められる．

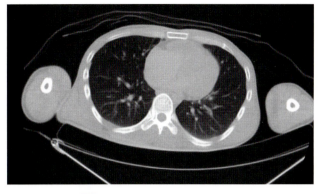

❷ 胸部CT像（肺野条件）

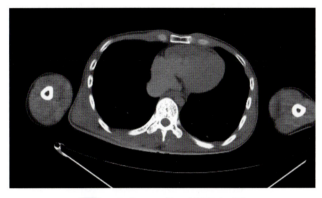

❸ 胸部CT像（縦隔条件）

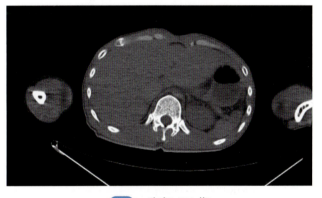

❹ 腹部CT像

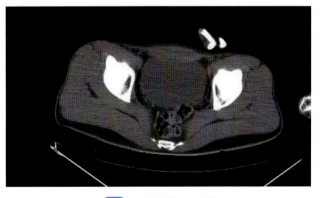

❺ 骨盤部CT像

主要解剖所見

①左臀部変色斑，皮下出血：死因とはならない．鈍体の打撃，圧迫により生起したと推定される．
②左右肘部変色斑，表皮剝脱：死因とはならない．鈍体の打撃，圧迫により生起したと推定される．
③左右膝蓋部，左下腿上部変色斑，表皮剝脱，皮下出血：死因とはならない．鈍体の打撃，圧迫により生起したと推定される．
④左右の心臓血の色調差（写真❻）：一般に低体温死の際に認められる所見の一つである．
⑤大量尿貯留：400 mL．一般に低体温死の際にも認められる所見の一つである．
⑥胃粘膜および十二指腸粘膜の出血斑（写真❼）：境界が明瞭な出血斑（Wischnewski 斑）は，低体温死の際に認められる所見の一つとして知られる．

病理組織所見

①脳：うっ血調を呈する．
②心臓（写真❽）：心筋線維の好酸性変化と断片化を認める．
③肺（写真❾）：うっ血調を呈する．炎症細胞浸潤を認めない．炭粉沈着や気腫性変化を認めない．
④肝臓：うっ血調を呈する．線維化や炎症細胞浸潤を認めない．
⑤腎臓：うっ血調を呈する．糸球体・尿細管に著変を

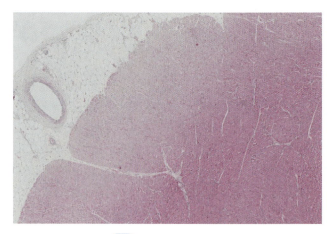

❽ 心臓の組織像

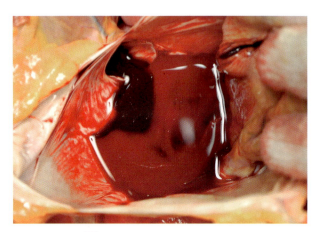

❻ 左右の心臓血の色調差

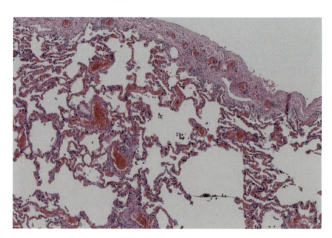

❾ 肺の組織像

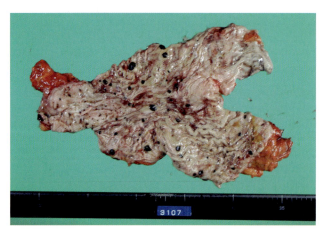

❼ 胃粘膜の出血斑（Wischnewski 斑）

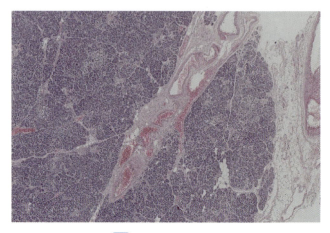

❿ 膵臓の組織像

認めない.

⑥脾臓：やや貧血調を呈する.

⑦甲状腺：著変を認めない.

⑧膵臓（写真⑩）：著変を認めない. 軟化融解をごく軽度認める.

検査所見

①本屍の解剖時に採取した血液, 尿および胃内容中のエタノール濃度を, ガスクロマトグラフィー法により測定したところ, 本屍の血液中, 尿中および胃内容中からはエタノールは検出されなかった.

②本屍の解剖時に採取した血液を用いて, シェーンバイン法に基づいた検査キット Cyan-Test wako によりシアン化合物含有の検査を行ったところ, シアン化合物は検出されなかった.

③本屍の解剖時に採取された血清を用いて, イムノクロマト法によりB型肝炎ウイルス抗原およびC型肝炎ウイルス抗体を, 外部検査機関で抗HIV抗原・抗体を検出したところ, HBs抗原は, 陰性（基準値：陰性）, HCV抗体は, 陰性（基準値：陰性）, 抗HIV抗原・抗体は, 陰性（基準値：陰性）と判定された.

④本屍の解剖時に採取した血液を用いて, 液体クロマトグラフィー質量分析装置により薬毒物定性スクリーニング検査を行ったところ, 主要な薬毒物は検出されなかった.

⑤本屍の解剖時に採取された血液を用いて, 好気条件と嫌気条件において一般細菌の培養同定検査を行ったところ, 好気条件下および嫌気条件下での一般細菌培養同定検査では, 何も検出されなかった.

死因診断

検視時に低体温であったこと, 左右の心臓血の左右差, 胃粘膜の特徴的な出血斑, 尿貯留など, 低体温死として矛盾しない所見が認められ, その他の死因となりうる所見を認めないことから, 低体温死と診断する.

本屍の死因の種類は現場まで来た理由等が不明であることから「11. その他および不詳の外因」とする. 死亡推定日時は死体現象および捜査情報等より, 1月17日の夜頃と推定される.

症例のポイント

低体温死の診断のポイントとして以下の点が重要である.

• 解剖前に冷蔵庫などで保管されることが多いので, 検視時に直腸温を含む様々な死体所見がどうだったのかを詳細に聞くことが大切である.

• 死体のおかれている状況が, 低温環境下であることの確認が必要である.

• 低温暴露の遺体では, 遺体の衣服が周囲に脱ぎ捨てられていることがある（矛盾脱衣, paradoxical undressing, hide and seek）.

• 低温暴露の遺体では, 直腸温が低値であるほか, 鷲皮の形成や, 陰嚢・陰茎の収縮, 死斑が紅色調であったりする.

• 低体温は, 着衣が濡れていると体温が早く奪われるため進行しやすい. 屋外だけでなく, 屋内でも発生しうる. また, 極寒の地でなくても, 都心部などでも起こりうる. 温度と暴露時間の関係が重要である.

• CT像では, 肺野のCT値が低く, 血液就下像が認められないことがある.

• 解剖では, 心臓血の色調の左右差や, 胃粘膜出血斑（Wischnewski斑）, 尿の貯留などが認められる.

• 低体温死の遺体では, 血液の凝固能が保持されていることがあり, 採取した血液が解剖終了時に凝固していないかを確認する必要がある.

• 積極的に低体温死を証明する所見は少ないので, 他に死因となる損傷・病変がないか詳細に検討する必要がある.

• 凍傷は, 低温暴露による局所的な障害のことを言う. 都市部の生活では見られることは少ないが, 1度から3度に分けられる.

①1度凍傷：

紅斑性凍傷. 血管収縮のために皮膚が蒼白となり, 血流停滞のために発赤, 疼痛, 腫脹が発生する.

②2度凍傷：

水泡性凍傷. さらに血流停滞が進行し, 浮腫が進行し, 水泡が形成される.

③3度凍傷：

壊死性凍傷. 血流停滞によりうっ血, 血栓形成を経て壊死となる.

症例 8　浴室内で発見された死体

薬物中毒死

症例概要

　本屍は 59 歳，男性．市営住宅 2 階の 1 室において独居生活を営むものである．本屍の友人である発見者が 7 月 12 日午前 10 時頃に架電するも応答がないことから，本屍方に午後 2 時頃来訪，玄関開放状態で留守と思い一旦帰宅，再度午後 7 時頃来訪するも昼間と同じ状態であったことから不審に思い室内に入ると，糞便の臭いが充満していたため，交番に申告した．

　現場到着した警察官が室内を確認したところ，本屍は，浴室内洗い場にて頭部を北西に向け，下半身裸，上半身半袖 T シャツ姿の仰臥姿勢で全身糞便まみれで発見された．脱衣所に脱いだ状態のズボン，女物のパンティが置かれ，ズボン内の財布内から覚せい剤様の結晶が入った空パケ 1 袋を認めた．

　なお，本屍は覚せい剤取締法違反の前科が 8 犯あるほか，業務上過失致死および道路交通法違反と，窃盗の前科がそれぞれ各 1 犯あるという．

　本屍の生存は，7 月 12 日の午前 4 時 50 分頃，新聞配達員が，本屍が猫をしかる声を聞いているのが確認された最後であるという．

　7 月 13 日午前 8 時 30 分より解剖開始となる．

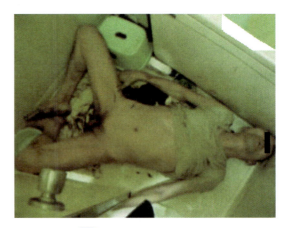

1　現場のイメージ図

外表所見

1．概観
- 男性屍である．
- 身長は，172 cm．体重は，54.6 kg．
- 栄養状態は，尋常である．体格は，中等である．皮色は，一般に淡褐色調を呈する．
- 死斑は，背面の台に接しない部分で中等度発現し，赤褐色調を呈し，指圧で消褪しない．死体硬直は，全身の諸関節で緩解，消失する．直腸温は，検視時の 7 月 13 日午前 1 時 45 分で 35.0℃ であり，当時の室温 26℃，外気温（現場）は 31℃．
- なお，本屍は，7 月 13 日午前 2 時 25 分から 7 月 13 日午前 7 時 20 分まで冷蔵庫（5℃）で保管された．

2．頭部
- 頭部には，側頭部および後頭部で長さ 0.2 cm の白色毛をまじえた黒色頭毛が叢生する．
- 左右の耳介には，損傷を認めない．
- 左右の外耳道内には，異常な内容物を認めない．．
- 頭頂部から前頭部にかけて粟粒大赤褐色表皮剝脱が散在する．

3．顔面
- 両眼は，開く．
- 左眼を開くと，眼瞼結膜は赤紫色調を呈し，粟粒大溢血点を 2 個認める．眼球結膜は，蒼白調を呈し，溢血点は認めない．角膜は中等度混濁し，瞳孔は正円形を呈し，瞳孔の直径は 0.4 cm である．眼球硬度は，軟である．
- 右眼は左眼と同様である．
- 鼻骨骨折を認めない．
- 鼻腔内には，異液を認めない．
- 口は，開く．
- 口唇粘膜には，著変を認めない．
- 舌尖は，歯列の後方に存する．
- 口腔粘膜には，損傷を認めない．
- 口腔内には，乳白色混濁液を極少量認める．
- 歯牙には，損傷を認めない．

4．頸部
- 特記すべき損傷・病変を認めない．

5．胸腹部
- 胸郭には変形を認めない．
- 腹部はやや陥凹する．

- 剣状突起部より，下方向へと向かう，長さ 18.0 cm の白色線状皮膚瘢痕を 1 条認める．

6．背面
- 背面の皮膚には，特記すべき損傷・病変を認めない．
- 背面の皮膚を切開剝離すると，背面の皮下および筋層内には，著変を認めない．

7．上肢
① 左上肢
- 左肘窩に注射針痕を 1 個認め，周囲の小指頭面大の範囲に白色瘢痕形成を認める．
② 右上肢
- 特記すべき損傷・病変を認めない．

8．下肢
① 左下肢
- 左膝蓋部には，半手掌面大の赤黄色皮膚変色斑を 1 個認める．
- 左足背部には，粟粒大赤褐色表皮剝脱を 1 個認める．
② 右下肢
- 右膝蓋部の下方 7.5 cm の部位には，小指頭面大の黄褐色表皮剝脱を 1 個認める．
- その周囲は手掌面大の範囲で粟粒大から米粒大赤褐色表皮剝脱が散在する．

9．外陰
- 外陰部には，長さ最長 5.5 cm の黒色陰毛が叢生する．
- 外陰には，損傷・病変を認めない．

10．肛門
- 肛門は開き，糞便の汚染を認める．

死後 CT 所見

頭部（写真❷）：著変を認めない．
胸部（写真❸）：両肺野に血液就下と思われる陰影を認める．
腹部（写真❹）：著変を認めない．

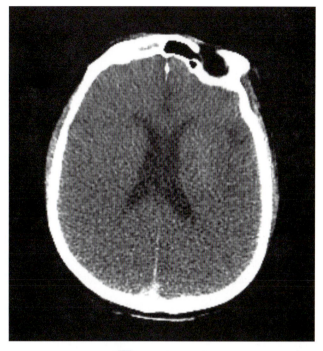

❷ 頭部 CT 像

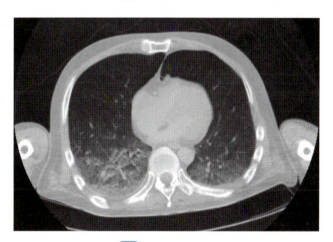

❸ 胸部 CT 像

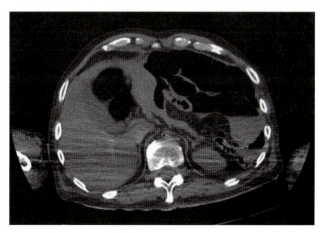

❹ 腹部 CT 像

主要解剖所見

①豚脂様凝血塊を含む暗赤色流動心臓血.

②諸臓器がややうっ血調.

③腹部手術痕.

④胃全摘後. Roux-en-Y 吻合術.

⑤左肘窩に注射針痕を認めた.

⑥下肢の軽度な表皮剝脱のみであり，特別な外傷は認めない.

病理組織所見

①心臓：心筋線維の断片化と好酸性変化を認める. 線維化や炎症細胞浸潤を認めない.

②肺：うっ血調を呈する. 炭粉沈着は軽度. 一部浮腫性変化あり.

③肝臓：グリソン鞘を中心に線維化を中等度認め，リンパ球を主体とする炎症細胞浸潤あり.

④腎臓：ややうっ血調を呈する. 軽度軟化融解性.

⑤甲状腺：間質の増生を認め，ろ胞の大小不同あり. 炎症細胞浸潤なし.

⑥膵臓：軟化融解性である. 周囲の脂肪組織内に出血あり.

⑦脳：うっ血調を呈する. 血管周囲に浮腫性変化あり.

検査所見

①本屍の解剖時に採取した尿を用いて，トライエージ DOA® による薬物スクリーニング検査を行ったところ，覚せい剤類が陽性と判定された.

②本屍の解剖時に採取した血液，および尿中のエタノール濃度を，ガスクロマトグラフィー法により測定したところ，本屍の血液中および尿中からはエタノールは検出されなかった.

③本屍の解剖時に採取した血液を用いて，シェーンバイン法に基づいた検査キット Cyan-Test wako によりシアン化合物含有の検査を行ったところ，シアン化合物は検出されなかった.

④本屍の解剖時に採取された血清を用いて，イムノクロマト法によりB型肝炎ウイルス抗原およびC型肝炎ウイルス抗体を，外部検査機関で抗 HIV 抗原・抗体を検出したところ，HBs 抗原は，陰性（基準値：陰性），HCV 抗体は，陽性（基準値：陰性），抗 HIV 抗原・抗体は，陽性（基準値：陰性）と判定された.

⑤本屍の解剖時に採取した血液を用いて，液体クロマトグラフィー質量分析装置により薬物定性スクリーニング検査を行ったところ，メタンフェタミンが検出された.

⑥メタンフェタミンのガスクロマトグラフィー質量分析装置による定量検査で本屍の血液約 1.2 μg/mL のメタンフェタミンが検出された.

死因診断

覚せい剤が血液 1.2 μg/mL が検出された. 覚せい剤中毒死の症例では，平均約 0.96 μg/mL（0.09 から 18 μg/mL の範囲）という報告[1]もあり，覚せい剤中毒死としても矛盾しない血液中の濃度である. また直腸温が死後経過時間に比して高値であったこと，その他の死因となりうる損傷，病変，薬物が認められないこと等から，覚せい剤中毒死であると考えられる.

本屍の死因の種類は，事故，自殺等の区別が解剖所見からは困難であることから，「11. その他および不詳の外因」とする. 死亡推定日時は，死体現象および捜査情報等より，7月12日の昼頃と推定される.

［文献］

*1：BK Logan, et al. Cause and manner of death in fatalities involving methamphetamine. J Forensic Sci 43：28-34, 1998.

症例のポイント

存在する全ての薬物を検出できる方法はなく，死亡状況などから，ある程度想定される薬物に絞って検査する必要がある．イムノクロマト法により薬物を簡易定性するキットが広く用いられているが，そもそも死体に用いられることを想定して開発されておらず性能保証の対象外であるため，その結果の解釈には十分注意しなくてはならない．

さらに，状況から薬物中毒が強く疑われる場合であっても，薬物が検出されなかったり，検出薬物が異なることもあるので，判断は慎重であるべきである．くれぐれも単に定性検査が陽性であることだけで薬物中毒死と断定しないことが重要である．定量検査を行ったうえで薬物中毒かどうかを判断する必要がある．

A. 多剤摂取時の診断の難しさ

非常に大量の薬物を摂取した場合は検出は容易であるが，多種類の薬剤を一度に服用し，その結果死亡した場合などには，各々の薬物濃度が高くない可能性もあるので注意が必要である．

B. 死後拡散の問題

薬物の種類や摂取方法にもよるが，一般に経口摂取の場合の薬物分析用の検体は，胃などの周囲の臓器からの死後の薬物拡散等を考えると心臓血よりも大腿静脈血などの末梢血の方が好ましいと言われている．また，できるかぎり死後，早期に採取するのが良い．

C. CT画像と薬物中毒死

多量の薬物の内服による急性薬物中毒死では，CT等の画像検査においては，胃内に貯留する賦形剤等による陰影が認められることがあるが，逆にそれのみで薬物中毒死が診断できる訳ではない．溺死例で賦形剤と思ったら，河川の砂を飲み込んでいたこともあるので，やはり解剖して肉眼的に確認するのが良い．

D. 薬物中毒と病理所見

概して急性薬物中毒死の場合には，解剖検査における肉眼的所見，および一般的臓器における病理組織所見に乏しい場合が多い．急性中毒における心臓・呼吸器系の障害に伴ううっ血や水腫等の二次的な所見が多い．

アセトアミノフェンやハロセン，四塩化炭素等では肝臓に小葉中心性壊死が，コカイン等では門脈周囲帯壊死が認められることがあるが，急性循環不全の時に認められる小葉中心性凝固壊死や，もともとの疾患による肝障害などとの鑑別が必要である．

これらの肉眼所見，組織所見は，蘇生行為や入院後の治療によってさらに変化することがあるのでこれらの得られた所見の解釈にあたっては十分注意する．

E. 薬物の着色

近年になり，薬物の管理と乱用防止のためにフルニトラゼパム製剤（ロヒプノール，サイレースなど）に青色の着色がなされるようになった．これにより胃腸内容物の色を見て摂取した薬物の1つを推定できることもある．

F. 薬物と高体温

覚せい剤中毒の症状としての高体温は知られているが，臨床で処方される向精神薬による副作用で発症する悪性症候群の場合にも高体温となるので，薬剤使用歴に注意する．

G. 薬物摂取時期の推定

薬物中毒の場合はいつ薬物を摂取したのかも重要である．この点，血液中の薬物濃度だけでなく，胃内容や尿中，あるいは胆汁中等の薬物濃度の測定をすることによって，ある程度の薬物摂取時期が測定できることがある．

H. 薬物の間接的作用

薬物中毒で直接的に死亡しなくとも，薬物の作用で嘔吐物を吸引して窒息することもある．

薬毒物中毒の原因薬毒物の種類は非常に広範囲であり，詳細は法中毒学の成書を参照してほしい．

110　第11章　症例とそのポイント

症例 9　屋外で首をつっていた死体

縊　死

症例概要

　本屍は年齢不詳の男性である．7月19日午後0時40分頃，河川敷において，高さ2.2 mの木の枝に洗濯ロープを結び，両膝を着いた状態で縊死している本屍を通行人が発見した．本屍は，着衣などに乱れはないが，頭部からタオルを被っており，所持品と思われる手提げバック内には身元を特定する物はなかった．周辺捜査するも有力情報なく，現時点で身元不明であるという．

　ロープは頚部を2周しており左後頚部において蛇口通しで上方へ走行し，木の枝に丸結びされていた．7月21日午前8時30分より解剖開始となる．

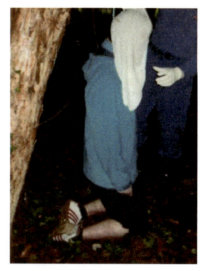

1　現場のイメージ図

外表所見

1．概観
- 男性屍である．
- 身長は，176 cm．
- 体重は，70.5 kg．
- 栄養状態は，尋常である．
- 体格は，やや大である．
- 皮色は，一般に淡褐色調を呈する．
- 死斑は，四肢末梢側に中等度発現し，紫赤色調を呈し，指圧で消褪しない．
- 死体硬直は，全身の諸関節で弱度発現する．
- 直腸温は，検視時の7月19日午後4時50分で35℃であり，当時の室温は，27℃であった．
- なお，本屍は7月19日午後5時40分から7月21日午前7時15分まで冷蔵庫（5℃）で保管された．

2．頭部
- 頭部には，頭頂部で最長2.5 cmの白色毛をまじえた黒色頭毛が叢生する．
- 左右の耳介には，損傷は認めない．
- 左右の外耳道内には，異常な内容物を容れない．
- 頭部の皮膚には，特記すべき損傷・病変を認めない．

3．顔面
- 両眼は，閉じる．
- 左眼を開くと，眼瞼結膜は淡赤色調を呈し，蚤刺大溢血点を多数認める．眼球結膜の血管充盈は高度で，蚤刺大溢血点を多数認める．角膜は中等度混濁し，瞳孔は透見可能である．瞳孔は正円形を呈し，瞳孔の直径は0.4 cmである．眼球硬度は，やや軟である．
- 右眼を開くと，左眼と同性状である．
- 鼻骨には，骨折を認めない．
- 鼻腔内には，異液を容れない．
- 口は，軽く開く．
- 口腔内には，異液を容れない
- 舌尖は，歯列の前方に突出する．
- 口腔粘膜には，蚤刺大から麻実大溢血点を散在して認める．
- 口唇粘膜には，著変を認めない．
- 歯牙には，明らかな損傷を認めない．
- 歯牙の咬耗度は中切歯では象牙質が点状に一部露出し，その他はエナメル質にとどまる．
- 顔面の皮膚は，淡赤色でうっ血調を呈し，蚤刺大溢血点を散在して認める．
- 顔面の皮膚には，特記すべき損傷・病変を認めない．

4．頚部
- 頚部の周囲には，後頭部にして外後頭隆起の近傍である左耳垂の後方12.0 cmの部位より始まり，左耳

垂の下方6.5cm，頤の下方6.0cm，右耳垂の下方5.0cmの部位を通り，右耳垂の後方15.0cm，下方2.5cmの部位で起始部と重なる長さ33.0cmの索条痕を2条認める．索溝内には，斜めに平行に走る線状圧痕を多数認める．索条痕の上下には，幅0.5cmの赤色変色部を伴う．索条痕の幅は，概ね0.7cmであるが，右側頸部では，約1.2cmとやや広く，索条痕の中央部に赤褐色の線状変色斑を伴う．（写真❷〜❺）
- 右側頸部では，索条痕の上方に約1.2cmの間隔をおいて，索条痕と並走する長さ3cmの淡赤色線状変色斑を1条認める．
- 索条痕の上下には，その他の異常を認めない．

索条痕：所見のとり方の注意点

①索条痕がどのように走行しているか記載する．
②索条痕の性状および幅，結節部や重なりなどがどのようであったかわかるように記載する．
③索条痕の上下に異常がないか．吉川線や縊頸の際の索条のずれなどによって生じた水疱や表皮剝脱などの痕跡について記載する．

5．胸腹部
- 胸郭には，変形を認めない．
- 腹部は，やや陥凹する．
- 胸腹部の皮膚には，特記すべき損傷・病変を認めない．

6．背面
- 左右の肩部上面を中心として背面の皮膚全体には，蚤刺大淡赤色変色斑を散在して認める．
- 背面の皮膚を切開剝離すると，背面の皮下および筋層内には，著変を認めない．

7．上肢

① 左上肢
- 左上腕上部外側には蚤刺大暗赤褐色変色斑を散在して認める．

② 右上肢
- 右上腕上部外側には，蚤刺大暗赤褐色変色斑を散在して認める．

8．下肢
- 左右の下肢は，暗赤色調を呈する．

① 左下肢
- 左下腿前面には，麻実大淡赤色表皮剝脱を多数含む手掌面大の紫赤色変色斑を1個認める．同部の皮膚

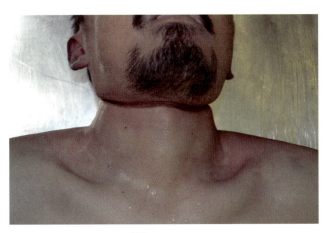

❷ 前頸部

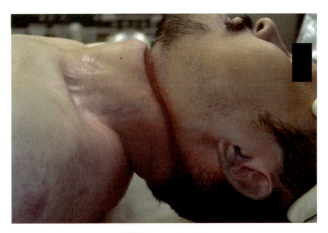

❹ 左側頸部

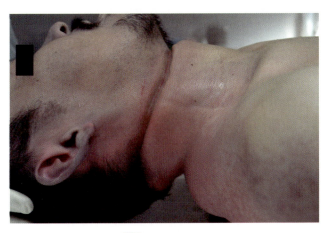

❸ 右側頸部

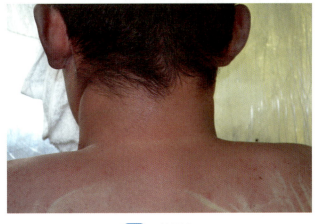

❺ 後頸部

を切開すると，皮下には著変を認めない．
- 左膝蓋部周囲には，半米粒大までの紫赤色変色斑を散在して認める．

② **右下肢**
- 右下腿前面には，麻実大淡赤色表皮剝脱を多数含む手掌面大の紫赤色変色斑を1個認める．同部の皮膚を切開すると，皮下には著変を認めない．
- 右膝蓋部周囲には，小豆大までの紫赤色変色斑を散在して認める．

9．外陰
- 外陰部には，長さ最長 6.5 cm の黒色陰毛が叢生する．
- 外陰部には，特記すべき損傷・病変を認めない．

10．肛門
- 肛門は閉じるが，周囲に糞便の汚染を認める．

死後 CT 所見

頭部（写真❻）：脳は浮腫状を呈している．
頸部（写真❼）：索状痕はわかるが，皮下の出血は不明である．舌骨甲状軟骨に明らかな骨折を認めない．
胸部（写真❽）：死後に発生したガスが心臓内に認められる．また肺野条件では背部の肺野に血液就下陰影が認められない．

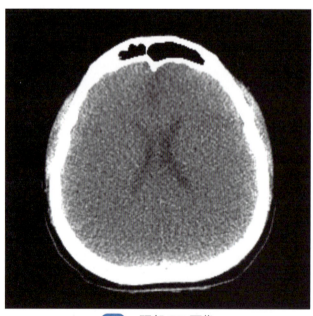

❻ 頭部 CT 画像

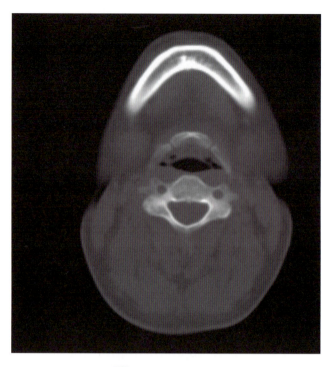

❼ 頸部 CT 画像

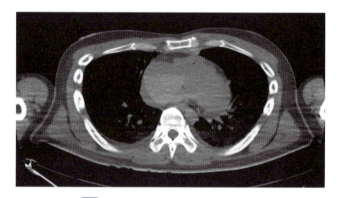

❽ 胸部 CT 画像（縦郭条件）

主要解剖所見

①頸部を全周する索条痕：死因となり得る所見である．幅 0.7 cm 内外の縄状によられた索条物により生起されたものと推定される．結節は後頭部付近にあったと推定される．また索条物は少なくとも2重であったと推定される．生活反応として索条間出血を認め，索条痕直下の皮下に少量の出血，索状痕上部のリンパ節や顔面にうっ血を認める（写真❾）．

②両下腿前面変色斑：軽度のものであり，死因とはならない．鈍体の打撃・圧迫により生起されたものと推定される．

③右肘関節内側皮膚瘢痕：瘢痕組織であり，死因とは関係ない．

④暗赤色流動心臓血：一般に急死の際に認められる所見の一つである．

⑤諸臓器のうっ血：一般に急死の際に認められる所見の一つである．
⑥結膜等の溢血点：一般に急死の際に認められる所見の一つである．
⑦舌骨および甲状軟骨に明らかな骨折を認めない．

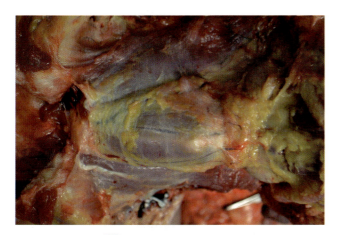

⑨ 頸部の皮下の様子

病理組織所見

①脳：うっ血調を呈する．
②心臓（写真⑩）：心筋線維の断片化と好酸性変化を認める．線維化や炎症細胞浸潤を認めない．
③肺（写真⑪）：炭粉沈着は軽度である．胸膜は肥厚し，気腫性変化を認める．うっ血水腫様を呈する．炎症細胞浸潤を認めない．
④肝臓（写真⑫）：うっ血調を呈する．線維化や炎症細胞浸潤を認めない．
⑤腎臓：うっ血調を呈する．その他の著変を認めない．
⑥脾臓：ややうっ血調を呈する．
⑦甲状腺：うっ血調を呈する．ろ胞構造に著変を認めない．
⑧膵臓：やや軟化融解性を呈する．著変を認めない．
⑨精巣：うっ血調を呈する．著変を認めない．

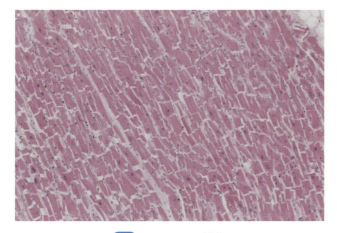

⑩ 心臓の組織像

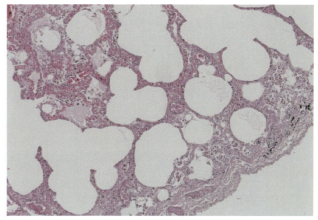

⑪ 肺の組織像

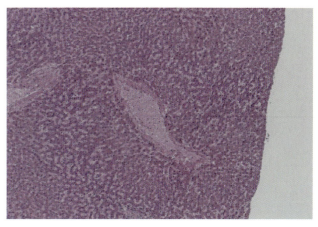

⑫ 肝臓の組織像

検査所見

①本屍の解剖時に採取した血液，尿および胃内容中のエタノール濃度を，ガスクロマトグラフィー法により測定したところ，血液中からはエタノールは検出されなかった．尿中からは 0.03 mg/mL，胃内容中からは 0.06 mg/mL のエタノールが検出された．死後産生の可能性が考えられる．
②本屍の解剖時に採取した血液を用いて，シェーンバイン法に基づいた検査キット Cyan-Test wako によりシアン化合物含有の検査を行ったところ，シアン化合物は検出されなかった．
③本屍の解剖時に採取した血液を用いて，液体クロマトグラフィー質量分析装置により薬毒物定性スクリーニング検査を行ったところ，ゾルピデムが検出された．
④本屍の解剖時に採取した心臓血を用いてサイログロブリン値を測定したところ，16500 ng/mL であった．
⑤本屍の解剖時に採取された血清を用いて，イムノクロマト法により B 型肝炎ウイルス抗原および C 型肝炎ウイルス抗体を，外部検査機関で抗 HIV 抗原・

114　第11章　症例とそのポイント

抗体を検出したところ，HBs 抗原は，陰性（基準値：陰性），HCV 抗体は，陰性（基準値：陰性），抗 HIV 抗原・抗体は，陰性（基準値：陰性）と判定された．

死因診断

以上の所見より，本屍の死因は縊死であり．死亡までの時間は，短時間であったと推定される．

死因の種類は，本屍の死亡状況が不明であること，血液中から睡眠導入剤であるゾルピデムが検出されていることなどから，「11．その他および不詳の外因」とする．

死体現象および遺体の保存されていた状況より，本屍は，死後，解剖開始までに数日程度経過しているものと推定される．捜査情報をあわせると，死亡推定日時は 7 月 19 日昼頃と推定される．

また推定年齢は，歯の咬耗度や肋軟骨の骨化の程度，頭蓋骨の縫合の癒合度等の人類学的所見から 30 歳〜40 歳代であると推定される．

症例のポイント

頚部圧迫には，索条（縊死，絞頚）が用いられるほか，手指（扼頚），腕なども用いられる．頚部圧迫による死亡には，血管の閉塞や，気道の閉塞，および神経反射の 3 つの要因が考えられる．

頚部圧迫による血管の閉塞は，一般に内頚静脈の閉塞には 2〜3 kg，椎骨動脈の閉塞には 17 kg（片側），内頚動脈の閉塞には 3.5〜5 kg，気道の閉塞には 15 kg 程度の重量が必要であるといわれている．血管の閉塞による脳虚血，気道の閉塞による窒息，または頚部の神経の圧迫によって死に至る機序が知られている．

不完全な血管の閉塞では頚部圧迫部より上部の頭頚部が高度にうっ血することになる．神経の反射による死亡は，頚動脈洞の圧迫による頚動脈洞反射や迷走神経反射などによって徐脈になり，引き起こされるといわれているが，解剖ではこれを証明するのは困難である．3 つの機序がどの程度死に反映されているのかは頚部圧迫の状況と死体所見等を加味して考える必要があり，いずれか一つだけに死因を求めるのは一般的に難しいと考えられる．

頚部圧迫による死亡には，縊頚，絞頚，扼頚の 3 種類がある．

A．縊　頚

縊頚とは，索条物を頚部にかけ，その人の体重が頚部にかかることによって頚部を圧迫することをいう．索条物だけとは限らず，木の二股の枝等に頚部が挟まった場合等も考えられる．

a）分類：縊頚（死）は以下のように分類される．

- 定型的縊頚（死）：索条物により前頚部に全体重がかかり，左右対称に懸垂している縊頚（死）をいう．足先は床面から離れている．

- 非定型的縊頚（死）：定型的縊頚（死）以外の全ての縊頚（死）をいう．
  以上の分類は，定型的縊死と非定型的縊死の間で外表所見，解剖所見が大きく異なる場合があることによる．

b）解剖検査所見

- 顔面のうっ血，溢血点：定型的縊死では一度に動脈まで閉塞されるので，顔面は蒼白であることが多い．これに対して，非定型的縊死では死亡までの間に動脈の閉塞が不完全となり，頭頚部がうっ血する．また毛細血管が破綻し，粘膜等に溢血点が出現する．耳出血をきたすこともある．

- 舌の突出：咽頭部の軟組織が圧迫されるために，舌が突出し咬舌することがある．

- 尿・便失禁．

- 死斑が四肢末梢側に出現：通常死斑は背面に認められるが，縊死したまま時間が経過すると，死斑は背面ではなく四肢の末梢側に認められる（本症例）．

- 索溝：頚部には通常索条痕による圧迫・擦過の形跡が認められる．索溝直下の皮下・筋肉内組織には，出血を認めることがある（生活反応）．CT 検査ではこの皮下出血の確認は困難である．非定型的縊頚では索溝より上の頚部のリンパ節は高度にうっ血することがある．

- 舌骨・甲状軟骨の骨折：特に非定型的縊死で索溝が頚部の低い位置に認められる場合には，直下の舌骨や甲状軟骨に骨折を認めることがある．

- Simon 出血：腰椎腹側靱帯の出血．縊死の死体で認められることがある．

- 急死の所見：暗赤色流動心臓血，諸臓器のうっ血，結膜等の溢血点の急死の三徴が認められることが多

い.
- 錐体出血：非定型的縊死の場合には，肉眼的に錐体出血を認めることがある.
- 血中サイログロブリン値の上昇：甲状腺部位の圧迫により，甲状腺からサイログロブリンが血液中に漏出し，高値を示すことがある．縊死では上昇していないこともある.

B．絞 頸

絞頸とは，索条物を頸部に巻き付け，体重以外の外力によって頸部を圧迫することをいう．索条物としてはネクタイ，ロープ，タオル，ベルト，コード，ストッキング等が知られている.

a）解剖所見
- 顔面のうっ血，溢血点：死亡までの間に動脈の閉塞が不完全となり，頭頸部がうっ血する．また，毛細血管が破綻し，粘膜等に溢血点が出現する．耳出血をきたすこともある.
- 舌の突出：咽頭部の軟組織が圧迫されるために，舌が突出し咬舌することがある.
- 尿・便失禁.
- 索溝：頸部には，通常索条痕による圧迫・擦過の形跡が認められる．走行は縊頸よりも低い位置で，水平方向が多い．索溝直下の皮下・筋肉内組織には，出血を認めることがある（生活反応）.
  CT検査ではこの皮下出血の確認は困難である．索溝より上部の頸部リンパ節はうっ血することが多い．索溝の上下には，爪等の手指による擦過痕が認められることがある（吉川線）.
- 舌骨・甲状軟骨の骨折：索溝直下の舌骨や甲状軟骨に骨折を認めることがある.
- 急死の所見：暗赤色流動心臓血，諸臓器のうっ血，結膜等の溢血点の急死の三徴が認められることが多い.
- 錐体出血：肉眼的に錐体出血を認めることがある.
- 血中サイログロブリン値の上昇：甲状腺部位の圧迫により，甲状腺からサイログロブリンが血液中に漏出し，高値を示すことがある.

b）索条物の推定
- 索条物が現場に認められない場合には，索条物の推定をしなくてはならない．索溝の幅は，索条物の幅と太さにほぼ一致する．しかし，索条物が複数回巻かれていたが，重なっていた場合等には索溝と完全に一致しない場合がある.
- 索溝に索条物の痕跡（縄目の痕など）が認められることもあるが，弱く絞められた場合やタオル等の柔らかいもので絞められた場合には，明確な索溝として認められず，絞痕としてのみ認められたり，外見上異常が認められないこともある.
- 索溝の詳細な観察により，どのように索条物で絞められたのか，結節の位置や，索条物の性状等をある程度推測することができる.

C．扼 頸

扼頸とは手指あるいは腕等で頸部を圧迫することをいうが，それによって引き起こされる死を扼死という．自らの手で扼死することは，意識消失の時点で手が緩むために一般に不可能であるといわれている．したがって，一般に扼殺ともいわれる.

a）解剖所見
- 顔面のうっ血，溢血点：腕による圧迫や，手指・手掌による圧迫では，血管の閉塞が不完全になるため，顔面は高度にうっ血することが多い．また，毛細血管が破綻し，粘膜等に溢血点が出現することになる．耳出血をきたすこともある.
- 舌の突出：咽頭部の軟組織が圧迫されるために，舌が突出し，咬舌することがある.
- 尿・便失禁.
- 扼痕：手指等で頸部圧迫する場合には，頸部の皮膚に爪の跡や指の跡が残ることがある．直下の皮下・筋肉内組織には，出血を認めることがある（生活反応）．CT検査ではこの皮下出血の確認は困難である．圧迫部より上部の頸部リンパ節はうっ血することが多い.
- 舌骨・甲状軟骨の骨折：圧迫部直下の舌骨や甲状軟骨に骨折を認めることがある.
- 急死の所見：暗赤色流動心臓血，諸臓器のうっ血，結膜等の溢血点の急死の三徴が認められることが多い.
- 錐体出血：肉眼的に錐体出血を認めることがある.
- 血中サイログロブリン値の上昇：甲状腺部位の圧迫により，甲状腺からサイログロブリンが血液中に漏出し，高値を示すことがある.

症例 10　自動車内で発見された死体

一酸化炭素中毒死

症例概要

　本屍は60歳, 男性. 7月15日正午頃に, 通行人が道路のロータリー近くの竹藪内において, 車両が止まっているのを発見し, さらに4日後7月19日の正午頃にもそのままの状態になっていた. そこで盗難車両ではないかと思い, 双眼鏡でのぞいたところ, 車はビニールテープで目張りされており, 車両マフラーからゴムホースが伸びているのを認めた.

　不審に思ったことから車両内を確認すると, 運転席においてシートを倒し仰臥で死亡している本屍を発見し, 通報したというものである.

　本屍は一人暮らしで居宅は無施錠で, 鍵は室内に置かれていた. 本屍の用いたと思われるビニールテープや, 自宅に残されていたワープロ書きの遺書などからは指紋が全く検出されなかった.

7月22日午前8時30分より解剖開始となる.

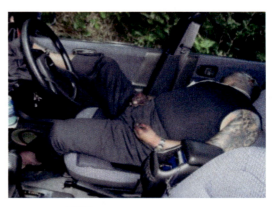

1 現場のイメージ図

● 外表所見

1. 概観
- 身長は, 166 cm.
- 体重は, 55.8 kg.
- 栄養状態は, 尋常である.
- 体格は, 中等である.
- 皮色は, 一般に高度腐敗により茶褐色から青緑色調を呈する.
- 死斑は, 高度腐敗のため不詳である.
- 死体硬直は, 全身の諸関節において寛解消失である
- 直腸温は, 検死時の7月15日の午後4時30分で34℃, 当時の車両内の温度は35℃, 霊安室は29℃であった.
- なお, 本屍は, 7月19日の午後7時15分から7月22日午前7時48分まで冷蔵庫 (5℃) で保管された.

2. 頭部
- 頭部には, 頭頂部で長さ最長10.5 cmの白色毛を混えた黒色頭毛が叢生する.
- 右の耳介は高度に湿潤し, 左の耳介は乾燥・萎縮する. 左右耳介には, 明らかな損傷は認めない.
- 左右外耳道内には, 異常な内容物を容れない.
- 頭部の皮膚には, 特記すべき損傷・病変を認めない.

3. 顔面
- 両眼は, 開く.
- 両眼の眼瞼及び眼球結膜は, 蒼白調を呈し, 溢血点を認めない. 角膜は高度に混濁し, 瞳孔は透見不能である. 眼球硬度は, 極めて軟である.
- 鼻骨には, 骨折を認めない.
- 鼻腔内には, 茶褐色粘液を少量認める.
- 口は, 開く.
- 舌尖は, 歯列の後方に存する.
- 口腔内には, 茶褐色粘液及び蛆を認める.
- 口腔粘膜には, 著変を認めない.
- 歯牙には, 明らかな損傷を認めない.
- 顔面左側の皮膚は, 高度に乾燥し茶褐色調を呈する.
- 顔面右側の皮膚及び側頭部の皮膚は, 湿潤し, 蚕食により大部分の皮膚は欠損し, 皮下組織及び筋膜が露出する.

4. 頸部
- 頸部の皮膚は, 高度腐敗により緑褐色調を呈し, 表皮が剥離するが, 特記すべき損傷・病変を認めない.

5. 胸腹部
- 胸郭には, 大きな変形を認めない.
- 腹部は, 平坦である.

- 右下腹部には，長さ4.0 cmの白色線状皮膚瘢痕を1条及び小指頭面大の白色瘢痕を1個認める．
- 胸腹部の皮膚は，高度腐敗により緑褐色調を呈し，表皮が剝離するが，特記すべき損傷・病変を認めない．

6．背面
- 背面の皮膚は，高度腐敗により緑褐色調を呈し，表皮が剝離するが，腰部背面左側及び左臀部に小指頭面大皮膚瘢痕を数個認める．その他の特記すべき損傷・病変を認めない．
- 背面の皮膚を切開剝離すると，背面の皮下および筋層内には，著変を認めない．

7．上肢
① 左上肢
- 左上肢の皮膚は，高度腐敗により緑褐色調を呈し，表皮が剝離する．
- 左上腕には，左胸部へと続く黒色刺青を認める．
- 左手指は高度に乾燥し，赤褐色調を呈する．

② 右上肢
- 右上肢の皮膚は，高度腐敗により緑褐色調を呈し，表皮が剝離する．
- 右手指は高度に乾燥し，赤褐色調を呈する．
- 右第2指末節部は，欠損する．

8．下肢
① 左下肢
- 左下肢の皮膚は，高度腐敗により赤褐色から青緑色調を呈し，表皮は剝離する．
- 左足趾は，やや乾燥し赤褐色調を呈する．

② 右下肢
- 右下肢の皮膚は，高度腐敗により赤褐色から淡緑色を呈し，表皮は剝離する．
- 右足趾は，高度に乾燥し，茶褐色調を呈する．

9．外陰
- 外陰部には，長さ最長5.5 cmの白色毛を交えた黒色陰毛が叢生する．
- 陰嚢は，皮下気腫により高度に腫大する．
- 外陰部には，特記すべき損傷・病変を認めない．

10．肛門
- 肛門は閉じる．糞便の汚染は高度腐敗のため不詳である．

🟢 死後CT 所見

頭部（写真❷）：脳実質は腐敗し，原型をとどめていない．脳実質内には明らかな出血は認めない．

胸部（写真❸）：軽度の気胸を両側に認め，心腔内には血液は少量であり，ほとんど腐敗ガスと思われる気体で満たされている．

腹部（写真❹）：腹腔内には，腐敗ガスと思われるfree airが貯留している．

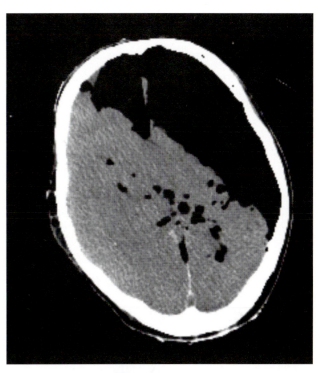

❷ 頭部CT像

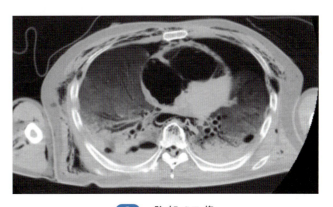

❸ 胸部CT像

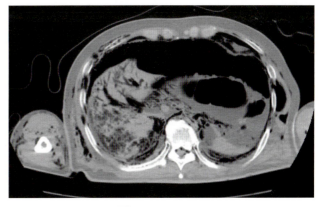

❹ 腹部CT像

主要解剖所見

①高度腐敗した遺体．
②虫垂切除後．
③死因になりうる損傷，病変は認めなかった．

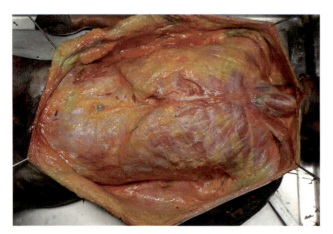

5　胸腺部の皮下の様子．著変を認めない．

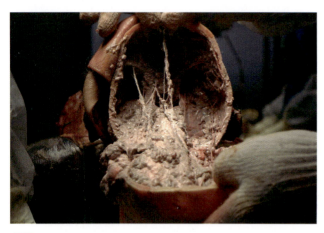

6　頭蓋内の様子．泥状を呈するも血腫を認めない．

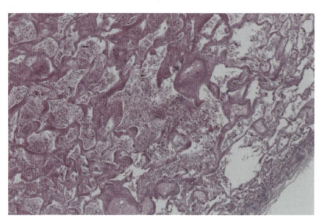

7　肺の組織像．高度に軟化融解性を呈する．

検査所見

①本屍の解剖時に採取した血液を用い，吸光度法によって，一酸化炭素ヘモグロビン飽和度を測定したところ，右心血で70％，左心血83％，大腿血で75％であった．
②本屍の解剖時に採取した血液を用いて，シェーンバイン法に基づいた検査キットCyan-Test wakoによりシアン化合物含有の検査を行ったところ，シアン化合物は検出されなかった．
③本屍の解剖時に採取された血清を用いて，イムノクロマト法によりB型肝炎ウイルス抗原およびC型肝炎ウイルス抗体を，外部検査機関で抗HIV抗原・抗体を検出したところ，HBs抗原は，陰性（基準値：陰性），HCV抗体は，陰性（基準値：陰性），抗HIV抗原・抗体は，陰性（基準値：陰性）と判定された．
④本屍の解剖時に採取した血液を用いて，液体クロマトグラフィー質量分析装置により薬毒物定性スクリーニング検査を行ったところ，主要な薬毒物は検出されなかった．

死因診断

　本屍の死因は，血液の一酸化炭素ヘモグロビン飽和度が高く，その他の死因となりうる損傷・病変が認められなかったことから，急性一酸化炭素中毒であると推定される．本屍の死因の種類は，死亡状況の詳細が不明であるので「11．その他および不詳の外因」とする．本屍の死後経過は臓器の腐敗度などより1週間から10日程度であると推定される．捜査情報をあわせると，本屍の死亡推定日時は，7月13日頃と推定される．

症例のポイント

一酸化炭素は無色無臭の気体であり，不完全燃焼下で生じることが多い．以前は都市ガスに6％含まれていたために，空気よりも軽いことから，1階のガス漏れによって2階で一酸化炭素中毒になる事故が報告されていた．現在の都市ガスやプロパンガスには含まれていない．一酸化炭素中毒の原因の大半は自動車の排気ガスである．練炭の不完全燃焼を用いた自殺事件等や自殺を偽装した殺人事件も発生している．

A．中毒機序

一酸化炭素は酸素と同じくヘモグロビンに結合するが，結合速度は酸素の1/10ほどであるが，解離速度は1/2500であり，一度結合するとなかなか離れず，酸素の運搬を阻害する．また酸素ヘモグロビンの酸素の解離自体をも阻害すると言われている．

B．死体所見

一酸化炭素ヘモグロビンの形成により，外表では死斑が鮮紅色となる．血液を含む心臓血や諸臓器も同様である．また，ミオグロビンを含み，一酸化炭素ミオグロビンが形成される筋肉も鮮紅色となる．

一般的な急死の所見以外に，内景所見や，CT所見に特徴的なものは認めない．吸入された一酸化炭素は肺で血流にのり，肺静脈から心臓，その後全身に運ばれる．右心系と左心系の心臓血と大腿静脈血のような末梢血の一酸化炭素ヘモグロビン飽和度を合わせて測定することにより，より詳細な死亡状況の確認ができる．

C．死後の一酸化炭素濃度

ヘモグロビンの一酸化炭素飽和度は，救命措置等で酸素吸入が行われた場合には，速やかに低下するが，救命措置がなかった場合では，一般に死後においても一酸化炭素は比較的安定であると言われている．しかしながら一酸化炭素の結合したヘモグロビンも腐敗により分解されることによりその測定値は不正確となることから，一酸化炭素の検出定量は簡便な比色法を用いずに，正確なGC等を用いる方が良い．

また，バクテリアによる一酸化炭素の死後産生も言われていることから，腐敗した遺体の一酸化炭素濃度を解釈するときは，計測値だけでなく，死亡状況が一酸化炭素中毒として矛盾しないかなど，その他の所見を総合して判断する必要がある．

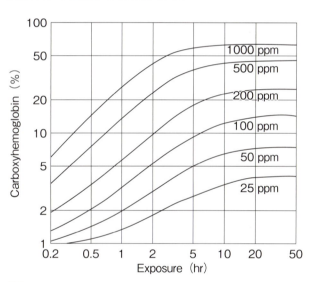

8 一酸化炭素の吸引濃度による一酸化炭素ヘモグロビン飽和度と吸引時間の関係

症例 11 　急な意識消失後の死亡
心筋梗塞による心破裂・心タンポナーデ

症例概要

本屍は，65歳，男性．8月2日午後7時33分，不倫関係にある54歳女性とラブホテルに入室，先に入浴し，その後ベッドに腰掛けていたところ，急に後方へ倒れ込んで意識を失った．これに気づいた女性がすぐさまベッド上で心臓マッサージを施し，フロントに電話連絡して119番通報を依頼した．

その後，救急車に収容された際に意識が回復した状態で病院へ搬送されたが，午後9時35分に心肺停止となり，午後11時30分に同院医師により死亡が確認されたものであるという．

8月4日午前8時30分より解剖開始となる．

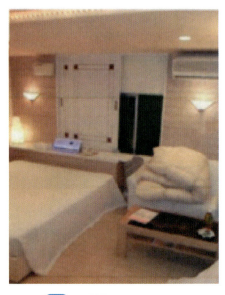

❶ 現場のイメージ図

外表所見

1．概観
- 男性屍である．
- 身長は，167 cm．
- 体重は，58.8 kg．
- 栄養状態は，尋常である．
- 皮色は，一般に淡褐色調を呈する．
- 死斑は，背面の台に接しない部分で高度に発現し，紫赤色調を呈し，指圧で消褪しない．
- 死体硬直は，全身の諸関節でやや高度に発現する．
- 直腸温は，検視時の8月3日午前4時10分で34℃であり，当時の室温は，26℃，外気温（現場）は28℃であった．
- なお，本屍は，8月3日午前4時25分から8月4日午前4時50分まで冷蔵庫（5℃）で保管された．

2．頭部
- 頭部には，頭頂部で長さ最長11.0 cmの黒色毛を混えた白色頭毛が叢生する．
- 右耳介には，損傷は認めない．
- 左耳介には，麻実大淡赤色表皮剥脱を1個認める．
- 左右外耳道内には，異常な内容物を容れない．
- 頭部の皮膚には，特記すべき損傷・病変を認めない．

3．顔面
- 両眼は，閉じる．
- 左眼を開くと，眼瞼結膜は淡赤色調を呈し，蚤刺大溢血点を数個認める．眼球結膜は，やや淡黄色調を呈し，溢血点を認めない．角膜はやや混濁し，瞳孔は透見可能である．瞳孔は正円形を呈し，瞳孔の直径は0.4 cmである．眼球硬度は，尋常である．
- 右眼を開くと，左眼と同性状である．
- 鼻骨には，骨折を認めない．
- 鼻腔内には，淡赤色血性液を極少量容れる．
- 口は，開く．
- 口唇粘膜には，著変を認めない．
- 舌尖は，歯列の後方に存する．
- 口腔内には，茶褐色粘液を少量認める．
- 口腔粘膜には，著変を認めない．
- 歯牙には，損傷を認めない．
- 顔面の皮膚には，特記すべき損傷・病変を認めない．

4．頸部
- 頸部の皮膚には，特記すべき損傷・病変を認めない．

5．胸腹部
- 胸郭には，変形を認めない．

- 腹部は，ほぼ平坦である．
- 胸部正中に半手掌面大淡褐色変色斑を1個認める．

6．背面
- 背面の皮膚には，特記すべき損傷・病変を認めない．
- 背面の皮膚を切開剝離すると，背面の皮下には，著変を認めない．

7．上肢
① 左上肢
- 左肘部内側には，手掌面大青紫色皮膚変色を1個認める．
- 左肘窩に注射針痕を1個認める．

② 右上肢
- 右肘外側には，大豆大青紫色変色斑を1個認める．

8．下肢
① 左下肢
- 左膝蓋部の内側には，2倍大豆大淡赤色変色斑を1個認める．

② 右下肢
- 右下肢の皮膚には，特記すべき損傷・病変を認めない．

9．外陰
- 外陰部には，長さ最長 7.0 cm の白色毛を混えた黒色陰毛が叢生する．
- 外陰部には，特記すべき損傷・病変を認めない．

10．肛門
- 肛門は閉じ，周囲に糞便の汚染を認めない．

死後 CT 所見

胸部（写真❷）：心囊内の心臓周囲に比較的高吸収像を認め，血腫の存在が疑われる．

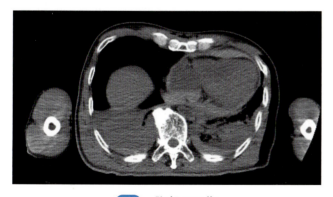

❷ 胸部CT像

主要解剖所見

① 腹腔内出血：30 mL．凝血はなく，蘇生行為による肝挫傷によって引き起こされたものと推定される．
② 肝挫傷：蘇生行為によるものと推定される．
③ 前胸部多発肋骨骨折，胸骨骨折：蘇生行為によるものと推定される．
④ 前縦隔出血：蘇生行為によるものと推定される．
⑤ 心臓重量 550 g．心筋の線維化および新鮮心筋梗塞巣，心破裂（写真❸〜❺矢印）．心囊内に 130 g の血液を含む軟凝血塊貯留．
⑥ 冠状動脈硬化症：高度のものであり，左冠状動脈回旋枝は 90％以上の狭窄．右冠状動脈は 75％程度の狭窄，他の部位でも 50％程度の狭窄を認める．
⑦ 右気胸：凝血はなく，蘇生行為にともなう肋骨骨折などよるものと推定される．

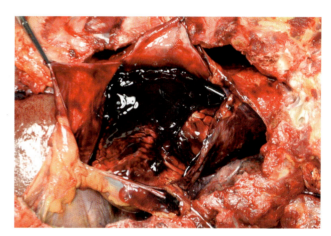

❸ 心囊内の様子

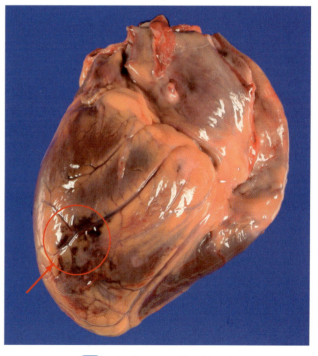

❹ 心臓の肉眼像（矢印）

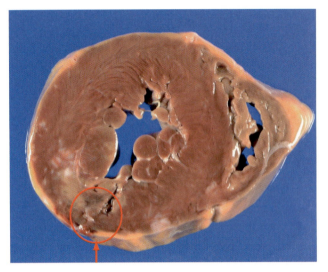

⑤ 心臓の割面肉眼像（矢印）

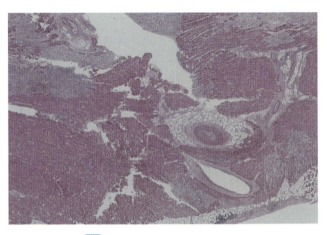

⑥ 破裂部の心室壁組織像

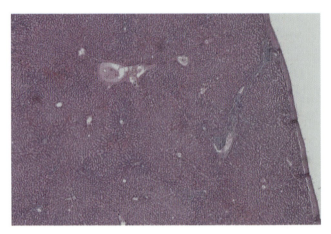

⑦ 肝臓の組織像

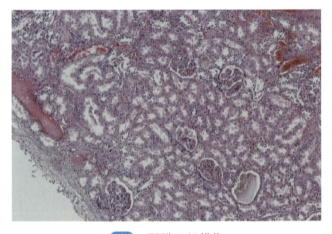

⑧ 腎臓の組織像

⑧胸腔内出血：左50 mL．右10 mL．凝血はなく，蘇生行為による肋骨骨折などにより生起されたものと推定される．

⑨胃内容貯留：500 mL．食後数時間以内であると推定される．

●病理組織所見

①心臓（写真⑥）：左心室心筋内は貫壁性にやや高度の線維化とリンパ球の浸潤を認める．また心室壁破裂部周囲の心筋は，高度の線維化に加えて周囲に好中球の浸潤を認め，内壁に少量の血栓が付着する．

②肺：全体的にうっ血水腫様を呈する．右肺には高度の胸膜の肥厚を認め，内部に炭粉沈着とリンパ球を主体とする炎症細胞浸潤を認める．

③肝臓（写真⑦）：うっ血調を呈する．線維化や炎症細胞浸潤を認めない．

④腎臓（写真⑧）：うっ血調を呈する．

⑤脾臓：うっ血調を呈する．

⑥甲状腺：著変を認めない．

⑦膵臓：著変を認めない．

⑧脳：うっ血調を呈し，軽度の浮腫性変化を認める．

⑨精巣：著変を認めない．

検査所見

①本屍の解剖時に採取した尿を用いて，トライエージ DOA® による薬物スクリーニング検査を行ったところ，乱用薬物は検出されなかった．

②本屍の解剖時に採取した血液，尿および胃内容中のエタノール濃度を，ガスクロマトグラフィー法により測定したところ，血液中および尿中からはエタノールは検出されなかった．胃内容中からは 0.35 mg/mL のエタノールが検出された．

③本屍の解剖時に採取した血液を用いて，シェーンバイン法に基づいた検査キット Cyan-Test wako によりシアン化合物含有の検査を行ったところ，シアン化合物は検出されなかった．

④本屍の解剖時に採取された血清を用いて，イムノクロマト法により B 型肝炎ウイルス抗原および C 型肝炎ウイルス抗体を，外部検査機関で抗 HIV 抗原・抗体を検出したところ，HBs 抗原は，陰性（基準値：陰性），HCV 抗体は，陰性（基準値：陰性），抗 HIV 抗原・抗体は，陰性（基準値：陰性）と判定された．

⑤本屍の解剖時に採取した血液を用いて，液体クロマトグラフィー質量分析装置により薬物定性スクリーニング検査を行ったところ，主要な薬毒物は検出されなかった．

⑥本屍の解剖時に採取された血液を用いて，好気条件と嫌気条件において一般細菌の培養同定検査を行ったところ，好気条件下での一般細菌培養同定検査，および嫌気条件下での一般細菌培養同定検査では，何も検出されなかった．

⑦血液生化学検査：本屍解剖時に採血された心臓血を用いて血液・生化学検査を行ったところ，WBC 10500/μL，Hb 19.2 g/dL，CRP 0.09 mg/dL，Cr 1.88 mg/dL，BUN 16.9 mg/dL，TP 7.7 g/dL，T-Bil 0.8 mg/dL，高感度心筋トロポニン I 500,000 pg/mL 以上，HbA1c 5.1％であった．

死因診断

本屍の死因は，急性心筋梗塞による心破裂に伴う心タンポナーデであると推定される．本屍の死亡までの時間は 2 時間程度と推定される．本屍の死因の種類は，「1．病死および自然死」となる．

本屍は一旦意識が回復して病院に搬送されていることから，本屍の死亡時刻は病院における死亡確認時刻となる．

症例のポイント

心タンポナーデは，心膜腔内に血液等が貯留し，心臓を圧迫してその運動を制限することで，循環不全に陥り，死亡するものである．

解剖例では，心嚢内の貯留血液は 100 mL 以上であることが多い．心タンポナーデの原因としては，本症例のような心筋梗塞や大動脈解離のような内因性疾患の場合もあるが，刺創や銃創，医療行為で誤挿入されたカテーテルの先端によるものなどの外因性のものもある．心膜腔が拡張性に乏しいため，急速に症状をきたす場合が多いが，心臓からの出血の程度により，時間的に緩徐な経過を取ることもある．

心肺蘇生の際の胸骨圧迫によって，心嚢内に出血することもあるが，その場合には流動性で血腫を形成しない．

症例 12　出産中の死亡（産科の突然死）

羊水塞栓症

症例概要

　本屍は，37歳，女性．里帰り出産のため，実家に一時居住していたものである．妊娠30週目位から某産婦人科に通院し，これまで病気もなく，第二子の出産であった．妊娠経過中に妊娠高血圧症候群を認めたが，食事療法等が行われていた．出産予定日が6月13日であり，6月19日午前10時30分頃，「本屍から午前9時30分頃，破水した．」との連絡があり，同日午前11時5分入院措置となった．同日午後1時58分，自然分娩で経腟的に男児を出産した．

　弛緩性出血の疑いがあり，直接子宮を両手で挟んで止血を試みるも止血せず，播種性血管内凝固症候群（DIC）の症状であったという．子宮の収縮がなく，出血が継続することから，子宮促進剤を点滴投与した．同日午後3時30分頃から出血量が多いため，点滴量を増したり，血液製剤（PPF）の投与を行いながら，高度医療機関への転院手続きをしている最中の午後4時26分頃，突然子癇発作を起こし，意識がなくなって心肺停止状態になった．119番通報し，その後高度医療機関へ搬送されるも，そのまま同日午後6時06分死亡確認されるに至ったという．6月21日午前8時30分より解剖開始となった．

外表所見

1．概観
- 女性屍である．
- 身長は，164 cm.
- 体重は，71.8 kg.
- 栄養状態は，尋常である．
- 体格は，やや大である．
- 皮色は，一般に茶褐色調を呈する．
- 死斑は，背面の台に接しない部分でやや高度に発現し，淡赤色調を呈し，指圧で消褪しない．
- 死体硬直は，全身の諸関節で高度に発現する．
- 直腸温は，検視時の6月19日午後9時50分で36.0℃であり，当時の室温は，22.0℃であった．
- なお，本屍は，6月19日午後9時58分から6月21日午前7時22分まで冷蔵庫（5℃）で保管された．

2．頭部
- 頭部には，頭頂部で長さ最長33.5 cmの黒色頭毛が叢生する．
- 左右耳介には，損傷は認めない．
- 右外耳道内には，乾燥した血液が付着する．
- 左外耳道内には，異液を容れない．

3．顔面
- 両眼は，閉じる．
- 左眼を開くと，眼球・眼瞼結膜は淡赤色調を呈し，血管充盈は高度である．眼瞼結膜には蚤刺大溢血点を数個認める．眼球結膜には，溢血点は認めない．角膜は高度に混濁し，瞳孔は透見不可能である．眼球硬度は，尋常である．
- 右眼を開くと，左眼と同様である．
- 鼻骨には，骨折を認めない．
- 鼻腔内には，淡赤色粘液を中等量認める．
- 口は，閉じる
- 口腔内には，淡赤色流動液を多く容れる．
- 舌尖は，歯列の後方に存する．
- 口腔粘膜は，青紫色を呈する．
- 口唇粘膜には，著変を認めない．
- 歯牙には，明らかな損傷を認めない．
- 顔面の皮膚は，全体的に赤色調を呈する．
- 顔面の皮膚には，特記すべき損傷・病変を認めない．

4．頸部
- 頸部の皮膚には，特記すべき損傷・病変を認めない．

5．胸腹部
- 胸郭には，変形を認めない．
- 腹部は，膨隆する．
- 左右の鼠径部には，注射針痕を数個認める．周囲は青紫色に変色するが，左側では，鼠径部から大腿上部内側全体が青紫色を呈する．
- 胸部正中やや左側には，手掌面大淡赤色変色斑を1個認め，うちに2倍拇指頭面大薄青紫色変色斑および小指頭面大赤紫色変色斑ならびに大豆大赤褐色表皮剥脱をそれぞれ1個認める．

6．背面
- 背面の皮膚には，特記すべき損傷・病変を認めない．

- 背面の皮膚を切開剥離すると，背面の皮下および筋層内には，著変を認めない．

7．上肢
① 左上肢
- 左肘窩及び前腕下部内側には，注射針痕を数個認め，周囲は青紫色を呈する．
- 左上腕中部内側には，小指頭面大2個の青紫色変色斑を認める．
- 左の肘部内側には，拇指頭面大及び大豆大青紫色変色斑をそれぞれ1個認める．
- 左手背部は青紫色を呈し，やや腫脹する．同部の皮膚を切開剥離すると，皮下には，やや高度の血液の膠着を認める．
- 左爪は，青紫色を呈する．

② 右上肢
- 右肘窩及び手関節橈側に注射針痕をそれぞれ1個認め，周囲は青紫色を呈する．
- 右肘関節内側部には，2倍拇指頭面大の薄青紫色変色斑を1個認める．
- 右爪は，青紫色を呈する．

8．下肢
① 左下肢
- 左足背部には，注射針痕を1箇所認め，周囲は青紫色を呈する．

② 右下肢
- 右下肢の皮膚には，特記すべき損傷・病変を認めない．

9．外陰
- 外陰部には，長さ最長7.5cmの黒色陰毛が叢生する．
- 腟口には，6時方向に長さ5.5cmの切開創を認める．
- 外陰部には，その他の特記すべき損傷・病変を認めない．

10．肛門
- 肛門は閉じ，糞便の汚染を認めない．

●死後 CT 所見

胸部（写真❶❷）：気管および気管支内に液体が充満している．肺野条件では，肺は含気に乏しく透過性が高度に低下している．

骨盤部（写真❸）：骨盤内は子宮で満たされている．

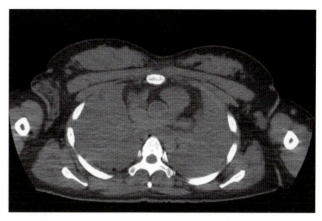

❶ 胸部 CT 像(1)（肺尖部付近）（縦郭条件）

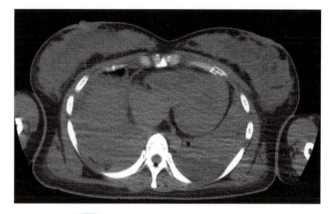

❷ 胸部 CT 像(2)（縦郭条件）

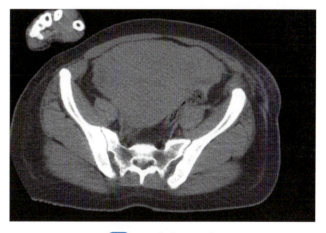

❸ 骨盤部 CT 像

●病理組織所見

- 脳：うっ血・浮腫状を呈する．
- 心臓：浮腫性変化を認める．心筋線維の断片化と好酸性変化を認める．
- 肺：高度にうっ血水腫様を呈する．肺胞内に出血を認める．マクロファージが目立つが，有意な炎症細胞浸潤をみとめない．アルシアンブルー染色（写真❹），ズダンⅢ染色（写真❺），およびサイトケラチン染色（写真❻）は共に陽性である．
- 肝臓：虚血性変化を認めるが，その他の著変を認め

ない.
- 腎臓：尿細管上皮細胞の膨化，好酸性変化と核の消失を認める.
- 脾臓：高度にうっ血調を呈する.
- 甲状腺：著変を認めない.
- 膵臓：著変を認めない.
- 下垂体：著変を認めない.

主要解剖所見

- 四肢の注射針痕：医療行為によるものである.
- 左右の肘内側変色斑：死因とはならない．鈍体の打撃・圧迫により生起されたものと考える.
- 左手背変色斑・皮下出血：死因とはならない．鈍体の打撃・圧迫により生起されたものと考える.
- 多発肋骨骨折，胸骨骨折：心マッサージ等の蘇生行為によるものと推定される.
- 右耳出血：播種性血管内凝固症候群（DIC）に伴う出血であると推定される.
- 結膜，心膜，胸膜等の溢血点.
- 左右肺出血斑，肺胞内出血：心マッサージ等の蘇生行為によるものと推定される．DIC によるものと推定される.
- 胃内容貯留：800 mL の黒色粘液．出血血液の可能性がある.
- 腹腔内に 100 mL の凝血をまじえない血性液貯留（写真❼）：DIC による腸管等からの出血によるものと推定される.
- 赤褐色空腸粘膜および赤褐色粘液貯留：DIC に伴う出血によるものと推定される.
- 脂肪肝：死因とは関係ないと考える.
- 子宮筋腫：死因とは関係ないと考える.
- 子宮頸部裂傷：胎児の娩出に伴うものであると考える（写真❽）.
- 顕微鏡的胎盤後血腫：病理組織検査にて羊膜の母体側にて帯状の血腫が認められた．肉眼的には，大きな血腫は確認できない.
- 肺の病理組織検査において粘液糖蛋白の染色であるアルシアンブルー染色陽性（写真❹），脂肪の染色

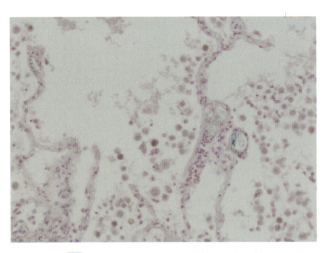

❹ 肺のアルシアンブルー染色像

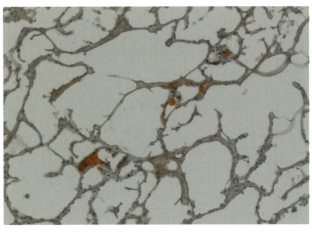

❺ 肺のズダンⅢ染色像

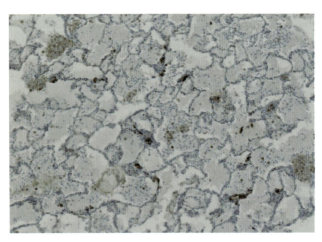

❻ 肺のサイトケラチン染色像

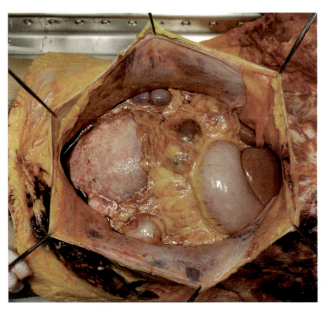

❼ 腹腔開検時の様子

であるズダンⅢ染色陽性（写真❺），上皮細胞に含まれるサイトケラチンの染色であるサイトケラチン染色陽性（写真❻）；いずれも胎児由来の羊水含有成分であり，これらの胎児由来の羊水含有成分が母体の血流に入り込み，肺に到達したことを示すものである．また，これらの胎児由来の羊水含有成分は，母体にDICを起こす原因となったとも考えられる．

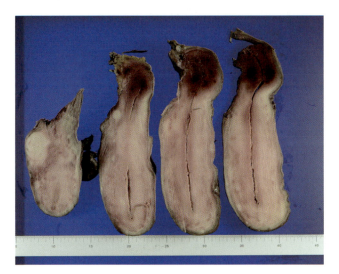

❽　子宮の割面肉眼像

検査所見

①本屍解剖時に採取した尿を用いて，トライエージDOA® を用いて薬物スクリーニング検査を行ったところ，乱用薬物は検出されなかった．
②本屍の解剖時に採取された血清を用いて，イムノクロマト法によりB型肝炎ウイルス抗原およびC型肝炎ウイルス抗体を，外部検査機関で抗HIV抗原・抗体を検出したところ，HBs抗原は，陰性（基準値：陰性），HCV抗体は，陰性（基準値：陰性），抗HIV抗原・抗体は，陰性（基準値：陰性）と判定された．
③入院時に採取された血液を用い血液生化学検査を行ったところ，亜鉛コプロポルフィリンは，1 mL当たり35.6 pmol（基準値は1 mL当たり1.6 pmol）であり，STN（Syalyl Tn）が1 mL当たり437.5ユニット（基準値は1 mL当たり45.0ユニット以下）であった．亜鉛コプロポルフィリンとSTN（Syalyl Tn）は，胎児（胎便）由来の羊水含有成分であり，これらの数値が異常高値であることから，羊水が母体血液中に流入したことが強く示唆される．これらの胎児由来の羊水含有成分は，母体にDICを起こす原因となったとも考えられる．
④本屍解剖時に採取された血液を用いて，液体クロマトグラフィー質量分析装置（LC/MS）により薬毒物スクリーニング検査を行ったところ，主要薬毒物は検出されなかった．

死因診断

解剖所見より本屍の死因を推定すると，本屍の死因は，羊水塞栓症および弛緩出血により死亡したと推定される．

今回の死亡までの経過を法医学的に考察すると，胎児の娩出過程で羊水が母体血液中に流入し，DICを生じ，出血が止まらなくなったことと，弛緩出血により，子宮の収縮が弱いために，出血が止まりにくいという，2つの病態が相まって死亡したと考える．

他科的に見て医療行為の過程に明らかな問題があったとは言えず，専門医学検査にて，カルテを供覧し，治療過程における産婦人科的問題点を，産婦人科専門医に検討を依頼したが，子宮口の全開大から娩出までの間が，少し時間がかかっている点以外，明らかな医療行為上の問題はないとしている．したがって，死因の種類は「1．病死および自然死」とする．

症例のポイント

産科における突然死には，本症例のような羊水塞栓のほか，癒着胎盤，弛緩出血による出血多量など様々なものが知られている．出産は病気ではないにもかかわらず，母体が突然死しただけに遺族にとっては受け入れがたいものであり，警察への通報により司法解剖に付されるケースがある．

高度な臨床的知識が死亡に至る医療経過の適否の判断に必要であるために，法医解剖であっても必ず産婦人科等の臨床専門医に照会し，臨床経過と解剖所見の合致を検討したうえで，いずれの側面からも矛盾しない死因診断をすべきである．

羊水塞栓の剖検診断は，肺のアルシアンブルー染色，ズダンⅢ染色，およびサイトケラチン染色などを行い，羊水塞栓を証明するとともに，亜鉛コプロポルフィリンやSTN（Syalyl Tn）などの生化学検査を行う．

症例 13　受診後の死亡（医療関連死）

出血による気道閉塞

症例概要

　本屍は，65歳，女性．1月25日午前中，本屍は，病院における甲状腺の細胞検査（穿刺吸引細胞診）のため来院し，その後午後1時過ぎに帰宅したという．本屍の夫が午後4時35分頃帰宅すると，自宅リビングのテーブル脇の床面に，頭部を北西に向け伏臥姿勢で倒れている本屍を発見，119番通報するもすでに硬直が出現しており，不搬送となったという．既往症として，高血圧と高脂血症で内服治療中であったという．
　1月28日午前8時30分より解剖開始となる．

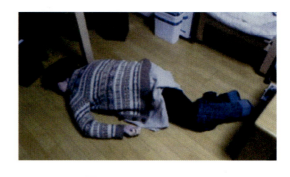

① 現場のイメージ図

外表所見

1．概観
- 身長は，155 cm．
- 体重は，55.4 kg．
- 栄養状態は，ほぼ尋常である．
- 体格は，中等である．
- 皮色は，一般に淡褐色調を呈する．
- 死斑は，背面の台に接しない部分で中等度発現し，淡赤色調を呈し，指圧で消褪しない．
- 死体硬直は，全身の諸関節で中等度発現する．
- 直腸温は，検視時の1月25日午後7時45分で29℃であり，当時の室温は，8.5℃，外気温（現場）は10℃であった．
- なお，本屍は，1月25日午後11時50分から1月28日午前6時50分まで冷蔵庫（4℃）で保管された．

2．頭部
- 頭部には，頭頂部で長さ最長12.5 cmの茶褐色に染色された白色頭毛が叢生する．
- 左右耳介には，損傷は認めない．
- 左右外耳道内には，異常な内容物を容れない．

3．顔面
- 両眼は，閉じる．
- 左眼を開くと，眼瞼結膜は淡赤色調を呈し，血管充盈は高度である．蚤刺大溢血点を1個認める．眼球結膜は，血管充盈高度であり，蚤刺大溢血点を数個認める．角膜は高度，瞳孔は透見可能である．瞳孔は正円形を呈し，瞳孔の直径は0.4 cmである．眼球硬度は，尋常である．
- 右眼を開くと，左眼とほぼ同様である．
- 鼻骨には，骨折を認めない．
- 鼻腔内には，淡赤褐色粘液少量認める．
- 口は，閉じる．
- 口腔内には，異液を認めない．
- 舌尖は，歯列の間に存する．
- 口腔粘膜には，損傷は認めない．
- 歯牙には，明らかな損傷を認めない．
- 左上口唇の口角近傍には，米粒大淡紫色変色斑を1個認める．
- 頤の右方1.0 cmの下顎部には，小指頭面大青紫色変色斑を1個認める

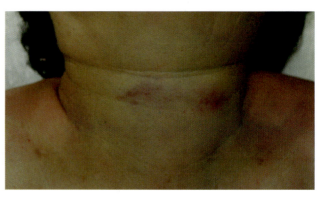

② 前頸部の様子

4．頚部（写真❷）

- 胸骨頚切痕の上方7.5 cm，左4.5 cmの部位には，注射針痕を1個認め，同部の周囲小指頭面大の範囲は淡赤色調を呈する．
- 胸骨頚切痕の上方8.0 cm，右方2.0 cmの部位には，小指頭面大淡紫変色斑を1個認める．
- 左側頚部は全体的に淡黄緑色調を呈する．

5．胸腹部

- 胸郭には，変形を認めない．
- 腹部は，ほぼ平坦である
- 胸部の前面上方には，蚤刺大の溢血点を多数散在して認める．

6．背面

- 背面の皮膚には，特記すべき損傷・病変を認めない．
- 背面の皮膚を切開剥離すると，背面の皮下および筋層内には，著変を認めない．

7．上肢

① 左上肢

- 左肘部内側には，大豆大青紫色変色斑を1個認める．同部の皮膚を切開すると皮下には少量の血液の膠着を認める．
- 左手指の爪は，軽度青紫色を呈する．

② 右上肢

- 右手指の爪は，青紫色を呈する．

8．下肢

① 左下肢

- 左下肢の皮膚には，特記すべき損傷・病変を認めない．

② 右下肢

- 右下腿下部前面やや内側には小指頭面大淡紫色変色斑を1個認める．同部の皮膚を切開すると，皮下には少量の血液の膠着を認める．

9．外陰

- 外陰部には，長さ最長約5 cmの白毛を交えた黒色陰毛が叢生する．
- 外陰部には，特記すべき損傷・病変を認めない．

10．肛門

- 肛門は閉じ，糞便の汚染を認めない．

● 死後CT 所見

頚部CT像（写真❸）：穿刺部の出血により気道が圧排されている．

3DCT画像（写真❹）：気道の途絶が認められる．

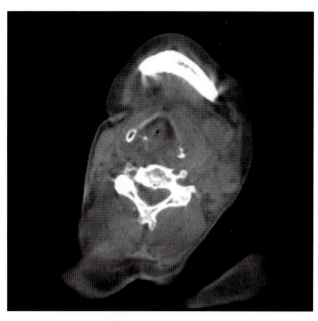

❸ 頚部のCT像

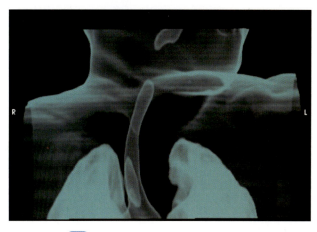

❹ 3DCT像による気道の描出

主要解剖所見

①頭部右側の小指頭面大変色斑：鈍体の打撃・圧迫により生起されたものと推定される．転倒時のものとしても矛盾はしない．直接死因とは関係ないと考える．

②前頚部左側注射針痕，周囲の変色斑：医療行為によるものと推定される．

③左側頚部変色斑：頚部の皮下および筋層内の出血によるものである．

④舌骨下筋群周囲の高度の血液の膠着：穿刺部を中心とした高度のものである．医療行為によるものと推定される（写真❺）．

⑤甲状腺左葉前面の高度の出血（写真❻）：穿刺部を中心とした高度のものである．医療行為によるものと推定される．

⑥喉頭腫脹及び浮腫，気道閉塞（写真❼）：穿刺部の背側に該当する部位を中心とした高度の出血による腫脹と粘膜の浮腫を認める．3DCT 画像では，気道の途絶が認められる（写真❹）．甲状腺の穿刺後の穿刺部またはその周囲からの出血の進展によるものと推定される．大血管の損傷は認められなかったものの，穿刺を行った時刻と死亡推定時刻の間の時間経過から考えると，動脈性の出血が死因となったものと推定される．

⑦左上肢，右下肢の小変色斑，皮下出血：鈍体の打撃・圧迫により生起されたものと推定される．死因とはならないと考える．

⑧横隔膜出血斑：高度の呼吸困難によって筋肉が過収縮し，出血を生じたものと推定される．それのみでは死因とはならないと考える．

⑨結膜等の溢血点：急死の際にも認められる所見の一つである．伏臥姿勢も影響したと考える．

⑩諸臓器のうっ血：急死の際にも認められる所見の一つである．

⑪暗赤色流動心臓血：急死の際にも認められる所見の一つである．

病理組織所見

・腺腫様甲状腺腫（写真❽）：良性のものであり，悪性の所見は認められなかった．

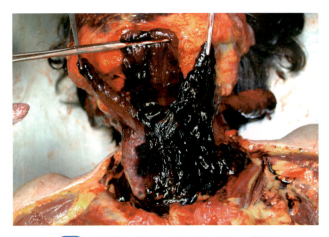

❺ 頚部の皮下・筋肉内出血の様子

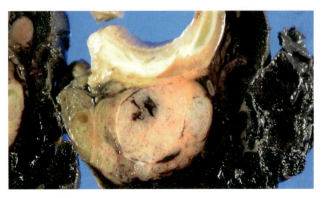

❻ 甲状腺穿刺部の水平断面の肉眼像

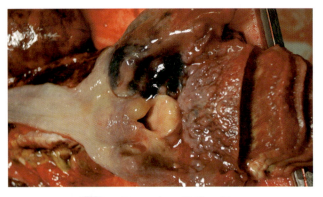

❼ 咽頭・喉頭粘膜の様子

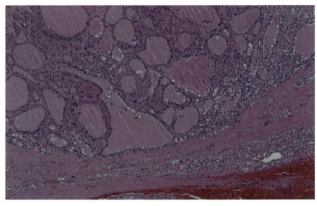

❽ 甲状腺の組織像

検査所見

①本屍の解剖時に採取された血清を用いて，イムノクロマト法によりB型肝炎ウイルス抗原およびC型肝炎ウイルス抗体を，外部検査機関で抗HIV抗原・抗体を検出したところ，HBs抗原は，陰性（基準値：陰性），HCV抗体は，陰性（基準値：陰性），抗HIV抗原・抗体は，陰性（基準値：陰性）と判定された．

②本屍の解剖時に採取された血液を用いて，好気条件と嫌気条件において一般細菌の培養同定検査を行ったところ，好気条件下での一般細菌培養同定検査，および嫌気条件下での一般細菌培養同定検査では，何も検出されなかった．

③本屍の解剖時に採取した尿を用いて，トライエージDOA® による薬物スクリーニング検査を行ったところ，乱用薬物は検出されなかった．

④本屍の解剖時に採取した血液および胃内容中のエタノール濃度を，ガスクロマトグラフィー法により測定したところ，血液中からはエタノールは検出されなかった．胃内容中からは0.02 mg/mLのエタノールが検出された．

⑤本屍の解剖時に採取した血液を用いて，シェーンバイン法に基づいた検査キット Cyan-Test wako によりシアン化合物含有の検査を行ったところ，シアン化合物は検出されなかった．

⑥本屍の解剖時に採取した血液を用いて，液体クロマトグラフィー質量分析装置により薬毒物定性スクリーニング検査を行ったところ，主要な薬毒物は検出されなかった．

死因診断

以上の所見より本屍の死因は，頚部左側の甲状腺穿刺部またはその周囲からの出血により気道閉塞を起こし，窒息死したものと推定される．

穿刺部周囲には，高度の血液の膠着を認めていることから出血源の詳細な検索は困難であったが，大血管の損傷は認められなかった．死亡までの経過から動脈性出血が考えられ，甲状腺またはその穿刺部周囲の小動脈を穿刺時に損傷し，止血不良もしくはその後の再出血のため出血が進展したことにより，気道が狭窄・閉塞し窒息死したものと考えられる．その他の死因となりうる損傷・病変は認められなかった．

本屍の死後経過は，死体現象より，解剖開始までに数日程度経過しているものと推定される．検視所見や捜査情報を合わせると，本屍の死亡推定日時は，1月25日午後1時頃と推定される．

本屍の死亡までの時間は，病院で穿刺が行われた午前11時から死亡推定時刻の午後1時頃までの間の約2時間程度と推定される．

本屍の死因の種類は，生検のための頚部の穿刺に伴い生じたものであるが，通常穿刺吸引細胞診による合併症は非常に少ないといわれており，今回の様な死亡を来す症例は非常に稀であると考えられる．いわゆる医療過誤であるか否かについて解剖医による判断は不可能であり，臨床医による評価が必要である．

症例のポイント

A．CT の利用

本症例は，CT 画像を撮影していたことによって，気道狭窄の程度が解剖検査よりも把握しやすかったと考えられ，破壊検査である解剖検査の前に行われる CT 検査の有用性を示した症例といえる．ただし，筋肉の硬直の発現や緩解などの死後変化によって，果たして死亡時の状況がそのまま死体において保存されているのかどうか考慮する必要がある．一方で細かい粘膜の浮腫や出血などは CT ではわかりにくく，解剖検査の所見と合わせて判断する必要がある．

B．医療事故調査制度について

医療事故調査制度は，平成 26 年 6 月 18 日に成立した，医療法を改正し，盛り込まれた制度である．制度施行は平成 27 年 10 月 1 日である．

医療事故が発生した医療機関において院内調査を行い，その調査報告を民間の第三者機関（医療事故調査・支援センター）が収集・分析することで再発防止につなげるための医療事故に係る調査の仕組み等を，医療法に位置づけ，医療の安全を確保するものである．

医療事故調査制度の対象となる死亡は，医療事故（当該病院等に勤務する医療従事者が提供した医療に起因し，又は起因すると疑われる死亡又は死産であって，当該管理者が当該死亡又は死産を予期しなかったものとして厚生労働省令で定めるもの）である．過誤の有無は問わない．また，院内で発生したものに限らない．

本症例は，医療行為が行われた比較的直後に死亡したものであり，その医療に起因した死亡が疑われることから医療事故調査制度の対象症例と考えられる．予期とは，例えば単に「高齢だから死ぬかもしれない」とか，死亡する確率や合併症の可能性を述べただけは足りず，当該患者個人の臨床経過を踏まえて当該患者に関して死亡又は死産が予期されることをいう．

【医療法】

第 6 条の 10　病院，診療所又は助産所（以下この章において「病院等」という．）の管理者は，医療事故（当該病院等に勤務する医療従事者が提供した医療に起因し，又は起因すると疑われる死亡又は死産であつて，当該管理者が当該死亡又は死産を予期しなかったものとして厚生労働省令で定めるものをいう．以下この章において同じ．）が発生した場合には，厚生労働省令で定めるところにより，遅滞なく，当該医療事故の日時，場所及び状況その他厚生労働省令で定める事項を第 6 条の 15 第 1 項の医療事故調査・支援センターに報告し

なければならない．

【医療法施行規則】（「当該管理者が当該死亡又は死産を予期しなかったもの」を定める部分）

（医療事故の報告）

第 1 条の 10 の 2　法第 6 条の 10 第 1 項に規定する厚生労働省令で定める死亡又は死産は，次の各号のいずれにも該当しないと管理者が認めたものとする．

1　病院等の管理者が，当該医療が提供される前に当該医療従事者等が当該医療の提供を受ける者又はその家族に対して当該死亡又は死産が予期されることを説明していたと認めたもの

2　病院等の管理者が，当該医療が提供される前に当該医療従事者等が当該死亡又は死産が予期されることを当該医療の提供を受ける者に係る診療録その他の文書等に記録していたと認めたもの

3　病院等の管理者が，当該医療を提供した医療従事者等からの事情の聴取及び第 1 条の 11 第 1 項第 2 号の委員会からの意見の聴取（当該委員会を開催している場合に限る．）を行つた上で，当該医療が提供される前に当該医療従事者等が当該死亡又は死産を予期していたと認めたもの

診療所などの小規模医療機関では，独自に医療事故調査委員会を立ち上げるのは困難であることから，都道府県医師会などが行っている医療事故支援団体を活用するとよい．また，転送後の死亡など，複数の医療機関にまたがる場合には，原則として当該死亡の要因となった医療を提供した医療機関から報告することとされている．

医療事故調査制度で重要なことは，医師法第 21 条の届出義務の取り扱いに変更がないことである．すなわち，医師法第 21 条の異状死の警察署長への届け出とは何らリンクしておらず，医療事故調査制度に該当する死体（医療事故・医療過誤）については，犯罪の可能性（刑法第 211 条の業務上過失致傷罪または業務上過失致死罪に問われる場合がある）があるので，異状死として届け出る必要があると指摘されている．しかしながら，届け出後に，警察が介入し，警察官による代行検視の後に死因究明のための司法解剖が行われることになると，解剖所見等の死因究明に必要なデータが捜査資料となって裁判で証拠資料とならないかぎり，公開されない可能性があり，医療事故調査に支障を来す可能性があることが言われている．

一方で，司法解剖が行われた医療関連死については，ほとんどの医療者が起訴されることがなく，捜査資料としての解剖所見は公開されないため，何らかの形で

情報が公開されることが求められている．情報公開もされず，事故の原因究明や再発防止に役立たないことから，基本的に外表に異状が認められない医療関連死の医師法第21条にもとづく異状死届け出を控える動きもあり，今後の動向が注目されている．

なお，平成27年10月～平成28年9月の1年間の本制度の実績は，相談件数1820件，医療事故報告件数388件であり，予想された報告件数（年1300～2000件）を大きく下回っていた．

> 【刑法】
> （業務上過失致死傷等）
> **第211条** 業務上必要な注意を怠り，よって人を死傷させた者は，5年以下の懲役若しくは禁錮又は百万円以下の罰金に処する．重大な過失により人を死傷させた者も，同様とする．

症例 14　白骨死体

性別・年齢・身長推定

症例概要

　本屍は98歳の男性と思料されている．市内の居宅において妻，長女と孫の4人家族で暮らしていたが，遠戚から10数年姿を見ていない旨の相談があり，警察官が，本屍の長女を説得の上，屋内を確認したところ，離れの布団上において，パジャマ様を着用のままほぼ白骨化した死体を発見し，さらに，母屋において同じくほぼ白骨化したもう一体の死体を発見したものである．本屍は，肌着，セーター等を着用しているものの，死体の上には新聞紙やビニール袋が被せられていたものである．本屍等の長女，孫は生存しているが精神疾患が認められるという．

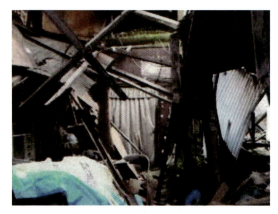

1　現場のイメージ図①

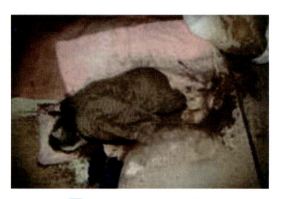

2　現場のイメージ図②

外表所見

1．概観
- 身長は，不詳である．
- 体重は，4.5 kg．
- 全身白骨化し，軟組織はほぼ残存していない死体．
- 上衣は，黄土色様パジャマ，ラクダ色長袖肌着，両手に毛糸の手袋を着用する．
- 下衣は，黄土色パジャマ，オムツカバー，紙おむつを着用する．
- 頭蓋骨から顔面にかけて茶褐色ミイラ化し，頭皮が一部残存するが全身ほぼ白骨化する．
- 骨欠失は，舌骨の一部，右第11もしくは第12肋骨，右足根骨2個である．

2．頭部
- 前頭部で長さ最長約10.0 cmの白色毛を交えた黒色頭毛が叢生する．後頭部には多数の蛹が付着する．
- 右耳介は欠損する．左耳介は残存するが高度に腐敗・乾燥し，茶褐色調を呈する．
- 外耳道道内に異物は認めず．頭皮全体的には黄褐色調で高度に乾燥する．明らかな損傷は認めない．

3．顔面（写真❸～❺）
- 眼瞼は高度に腐敗・乾燥し詳細は不詳である．
- 鼻骨には明らかな骨折は認めない．鼻腔内は腐敗・乾燥により骨が露出する．
- 下顎部の皮膚，歯は一部欠損し顎骨が露出している．
- 口腔内の軟組織は全て欠損する．
- 歯牙に明らかな損傷は認めない．
- 下顎切歯における咬耗度は，高度で象牙質が面状に

露出する．
- 歯科所見の詳細はデンタルチャートに示す通りである．
- 顔面の皮膚組織は乾燥し，前額部では白色カビが付着する．左頬部は茶褐色調を呈する．

4．頚部
- 頚部の軟組織は全て欠失する．
- 舌骨は，一部欠失するも，明らかな骨折は認めない．

5．胸腹部
- 胸腹部の軟組織は，全て欠失する．

6．背面
- 背面の軟組織は，全て欠失する．

7．上肢（写真❻）
- 上腕骨骨頭における骨髄腔の高さは，骨端線を越える．
- 上腕骨長，左 30.3 cm，右 31.2 cm．
- 尺骨長，左 24.5 cm，右 24.8 cm．
- 橈骨長，左 22.7 cm，右 23.4 cm．
- 上肢骨に，骨折を認めない．
- 手指は高度に乾燥ミイラ化するが検する限り明らかな損傷は認めない．欠失も認めない．

8．下肢
- 大腿骨長，左 43.0 cm，右 43.3 cm．
- 脛骨長，左 36.0 cm，右 36 cm．
- 腓骨長，左 35.0 cm，右 35.4 cm．
- 下肢骨に，骨折は認めない．
- 左足根骨には，欠失を認めないが，右足根骨が 2 個欠失する．

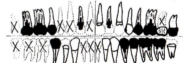

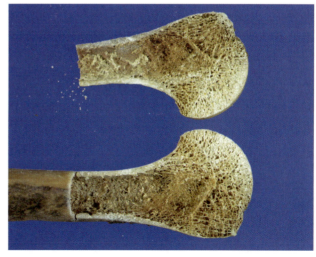

❺ 死後デンタルチャート

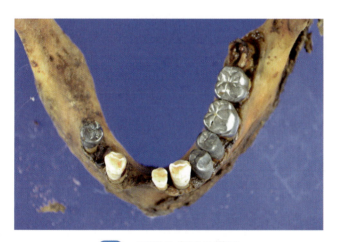

❸ 下顎の歯牙の様子

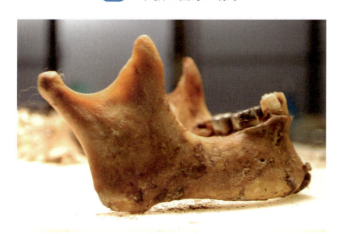

❹ 下顎枝の角度の様子

❻ 上腕骨を鋸断し，骨髄腔の高さを確認したところ

9. 頭蓋（写真❼❽）

- 頭皮を剥離すると頭皮下は高度に乾燥する．
- 両側の茎状突起は骨折する．
- 右内頚動脈は頭蓋底で残存し，高度の石灰化を認める．
- 頭蓋底には，明らかな骨折は認めない．
- 頭蓋冠も，明らかな骨折は認めない．
- 頭蓋骨の厚さ，0.2〜0.5 cm．
- 頭の前後径は，18.0 cm．
- 頭囲は，51.0 cm．
- 眉上隆起は，明瞭である．
- 前額部は，後上方へ傾斜している．
- 乳様突起は，明瞭である．
- 外後頭隆起は，著明である．
- 頭蓋骨の縫合の内板における癒合の程度は，矢状縫合で，完全に癒合する．冠状縫合で，完全に癒合する．人字縫合で，完全に癒合する．
- 外板における程度は，矢状縫合で，ほぼ癒合する．冠状縫合で，ほぼ癒合する．人字縫合で，ほぼ癒合する．
- 下顎枝の角度は，左右とも110度である（写真❹）．
- 横口蓋縫合は，不明瞭である．
- 正中口蓋縫合は，ほぼ癒合する．
- 切歯縫合は，癒合する．

10. 腹腔

- 腹壁および腹腔内臓器は，全て欠失する．

11. 胸腔

- 胸壁及び胸腔内の軟組織は，全て欠失する．
- 肋骨は右側が11本，左側が12本であり，骨折は認めない．
- 鎖骨に骨折は，認めない．
- 胸骨に骨折は，認めない．
- 胸骨柄の長さは，4.7 cm．胸骨体の長さ8.2 cm．肩甲骨に，骨折は認めない．

12. 椎体骨・骨盤骨（写真❾）

- 椎体骨に，骨折・欠失は，認めない．
- 腰椎の放射状溝は，全て消失する．
- 骨盤骨に骨折は，認めない．
- 骨盤上口の形状は，ハート型である．
- 大坐骨切痕の形状は楕円形である．
- 恥骨結合面の平行隆線を認めない．背側および腹側縁の隆起はやや明瞭である．骨折を認めない．

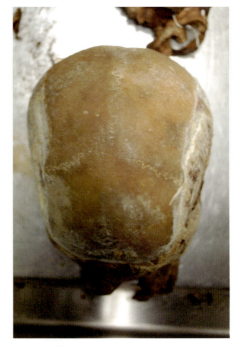

❼ 頭蓋骨の縫合の様子

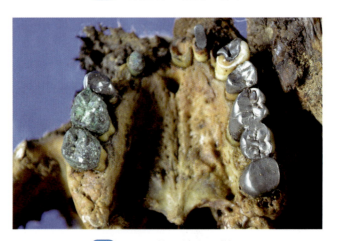

❽ 硬口蓋の縫合の様子

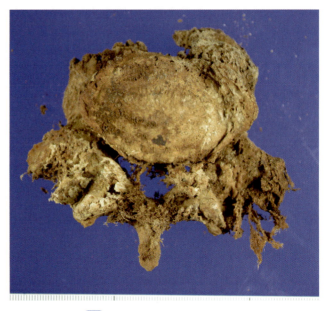

❾ 腰椎の放射状溝の様子

症例14　白骨死体　**137**

主要解剖所見

①ほぼ一体分の骨（一部欠損）.

②残存する骨に明らかな骨折は認められない.

③頭部は，皮膚，皮下組織が高度に乾燥した状態で残存するが，明らかな損傷は認めない.

④人類学的所見から，本屍の性別は男性である.

⑤本屍の推定年齢は，歯牙所見や人類学的所見から，50代以上であると推定される.

⑥本屍の身長は，安藤の式を用いた場合160 cmから170 cmであると推定される. 他の式でも計算するのが良い.

⑦本屍解剖時に採取された毛髪を用いて，酵素抗体法によりABO式血液型を検査したところB型と判定

された.

⑧本屍解剖時に採取された筋肉を用いて液体クロマトグラフィー質量分析装置により薬毒物スクリーニング検査を行ったところ，主要薬毒物は検出されなかった.

死因診断

以上の所見から，本屍には，明らかな死因となりうる所見が得られなかったため，本屍の死因は，不詳とせざるを得ない. 本屍の死後経過は，死体所見から少なくとも死後数ヵ月以上経過しているものと推定される.

症例のポイント

このような白骨症例では，まず一体分の死体であるかどうか，骨に欠失がないかどうかを注意深く確認する. また，身元特定が大切であるので，歯科所見を取る他に，骨をよく観察して，性別や年齢，身長を推定する. また血液型判定のための毛髪や，DNA検査のための資料採取を行う.

A. 性別推定のポイント

性別の推定は，被害者の特定のために非常に重要であり，間違った判断は捜査を混乱させる. DNA鑑定でも良いが，迅速な捜査のためには検案，解剖時に性別を推定するのが好ましい.

性別推定では，頭蓋，骨盤，胸骨，四肢長骨，大腿骨の捻転角などに，これまで男女差の報告があり，検査には，①人類学的計測検査と②形態学的検査が用いられてきた.

1）人類学的計測検査

専用の計測器で骨の長さや幅，周長などを計測し，既知のデータと比較して推定するが，実際には，その人の体格に依存し，小柄な男性では女性と推定されてしまう場合もあり，推定結果は形態学的所見が優位となる.

さらに重要なのは，小児の性別推定の信頼性は極めて低いことである. なぜなら，骨に差が出てくるのは二次性徴が出現してからであり，小学生や幼児の骨形態は，性別に関係なく女性型を示すことから，子供の性別推定の信頼性は極めて低い.

2）形態での推定法について，いくつか例をあげる.

- 日本人の女性では前頭骨が発達しており，男性では眉弓が発達，隆起している. 乳様突起も男性は女性よりも発達している.
- 男性の骨盤では骨盤上口がハート型であり，骨盤腔が狭いが，女性は骨盤上口が楕円形で広く，骨盤腔も広い. 男性は女性に比べて恥骨下角は鋭角であり，大坐骨切痕も鋭角で深い.
- 男性では胸骨体の長さが，胸骨柄の長さの倍よりも大きい.
- 大腿骨の捻転角は，男性は女性よりも小さい（12〜15度程度）.
- 他にも全身の長管骨の長さから，性別を判定する式が報告されている（埴原の式：誤判定率は5〜6%程度とされる）.

いずれにせよ，これらの所見を総合的に判断するのが好ましい. また，成書を参考に詳細な計測を行い，推定するのが好ましい.

B. 年齢推定のポイント

年齢の推定は，人類学的な指標により推定されることが多いが，個人差を払拭できないことから，多数の所見を総合的に判断するのが望ましい.

そのため，まずは，そのご遺体が成長期にある小児や青年，あるいは成長の終わった成人かを判断し，前者では歯や骨の進行性変化に着目し，一方，後者では歯や骨の退行性変化に着目することになる.

1）小児

歯牙の萌出時期や，化骨核の出現時期と大きさにより程度判断可能である．

- 乳歯では，乳切歯が萌出するのが7〜9ヵ月．第2乳臼歯が萌出するのが2歳頃とされる．永久歯は中切歯が6〜8歳，第2小臼歯が10〜12歳半，第1大臼歯が6〜7歳などとなっている．
- 化骨核は，踵骨では胎生6ヵ月から新生児期にかけて，大腿骨頭は胎生5〜8ヵ月で化骨核が出現する．
- 四肢長管骨の骨端は13〜20歳で癒合し，寛骨は18〜22歳で癒合する．

2）成人

- 頭蓋骨縫合の癒合の程度がよく用いられる．
  特に外板における縫合の閉塞と年齢との関係はあくまで目安であり，内板の方が信頼度は高いとされている．縫合の閉塞は内板から外板に向かって進み，内板が全く閉塞していなければ30歳以下，冠状縫合と矢状縫合が完全に閉塞している場合には，50〜60歳以上である場合が多い．
- 下顎角も年齢によって異なり，永久歯の完成時期には100度程度であるが，33歳から55歳では120〜130度，70歳前後では130〜140度と次第に緩やかになる．
- 恥骨結合面の性状の変化も年齢と相関する．しかし，頭蓋骨の硬口蓋の縫合の癒合の程度と同じく，軟組織を完全に取り除かないと観察ができないことが問題である．
- 上腕骨の骨髄腔の高さが骨端線に達するのが50歳から70歳である．
- 腰椎の椎体上面の放射状痕の性状も年齢と相関する．
- 現在において，最も正確に年齢が推定できるのは歯牙の象牙質に含まれるアスパラギン酸のラセミ化の程度により推定する方法である．ほぼ±3〜5歳程度で推定できるといわれるが，手技が煩雑なため，限られた施設でのみ行われており，適用はある程度限られる．

C．身長推定のポイント

身長を推定する場合，上肢を構成する上腕骨，橈骨，尺骨と下肢の大腿骨，脛骨，腓骨が対象となる．それぞれから得られた推定値がばらつく場合には，下肢骨からの値を重視することが大原則とされている．

日本人の身長推定式には，安藤の式，藤井の式，吉野の式が代表的であるが，それぞれの式には特徴があり，藤井の式による身長は，吉野の式のそれよりも低く算定され，実身長よりも低くなる傾向がある．一方，安藤の式では実身長が高い人はより高く，背の低い人はより低く算定される傾向があるとされている．したがって，これらの特性を十分に考慮して用いる必要がある．

また，最近ではCTを使って得られた最新の長管骨データから求められた回帰直線式による身長推定も行われるようになってきた．

D．その他

筋組織等が残っていた場合には，ホモジネートを用いて大型分析機器による薬毒物検査を行うのがよい．ただし，高度腐敗死体やほぼ白骨化した死体の薬物検査においては，定性検査は重要な意味をなすが，定量検査は腐敗等による薬毒物の分解や含まれている組織の変化が著しいためその解釈が難しい．

Column 11

調査法解剖の行方

　死因身元調査法が2013（平成25）年4月に施行されて5年となる．しかしながら，死因究明制度の抜本的な改革ではなく，日本的な足し算思考がますます制度を混迷させている．果たして，死因身元調査法の対象となる遺体は何か？　まさしくそこが問題になってきている．

　警察は「基準はある」としているが，ある県では白骨死体ばかり，ある県では高齢者ばかり．またある県では子どもばかりと基準がない．なぜそうなっているのか？それは警察署長に解剖の要否の権限が与えられているからである．事件性がない遺体が対象なので，結局それ以外なら何でも良いのかもしれない．

　司法解剖の実施率について，複数県で検視官ごとに算出したところ，全くばらばらであった．すなわち統一した基準はなく，個々の検視官の考え方が解剖の嘱託に大きく影響していた．司法解剖，調査法解剖，承諾解剖，監察医解剖と制度ばかりで当てはめる基準もない．検案する医師の不満は募るばかりである．

　また，身元調査に関して，そもそも身元の分からない死体は屋外で発見されることが多いことから，結局事件性が払しょくできないために司法解剖を嘱託することとなりがちである．今のところ，身元調査について，この死因身元調査法はほとんど役に立っていないようにも見える．これからの運用に期待したい．

症例 15　咬傷のある死体

虐待死

症例概要

　本屍は5歳の女児．被疑者は叔母（23歳）であり，約2年前から離婚係争中の姉の子である女児を預かり育てていた．姉妹には住まいを別にする弟がおり，10月25日午後3時34分頃，その弟が被疑者から女児を殺してしまったことを示唆する携帯メールを受信．すぐに被疑者宅アパートに向かい部屋に入ったところ，布団内で死亡している女児を発見し，110番通報．被疑者は弟にメールした直後にベランダから飛び降り自殺した．長期間にわたる虐待が疑われた．

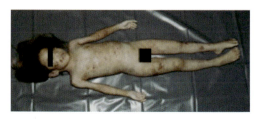
（前面）

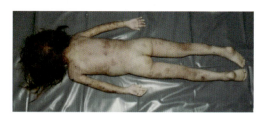
① 5歳，女児（背面）

主要解剖所見

　頭部・顔面打撲傷（硬膜下血腫100 g，脳回の扁平化，脳ヘルニア，口腔粘膜多発挫創）．体幹および四肢に新旧混在する極めて多数の咬傷・変色斑・皮下出血．肺炎，臓器貧血調．
　死因は，急性硬膜下血腫．

歯痕所見

　体幹・四肢には，数ヵ月から数日内と推測される新旧の咬傷によると思われる歯痕が多数認められ，特に歯型が明らかな左肩甲下部（写真❸），左足背部，左側腹部（写真❹），左前下腿部，についてトレースした．

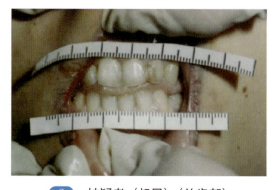
② 被疑者（叔母）（前歯部）

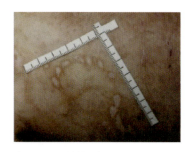
③ 陳旧性の瘢痕（数ヵ月以上の可能性）

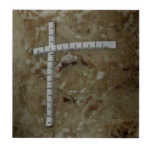
④ 比較的新鮮な瘢痕（数日以内の可能性）

⑤ トレースされたバイトマーク

●トレースされた歯痕と被疑者照合

　女児の叔母である被疑者の歯列をアルジネート印象材で印象採得し，石膏を流し込んで作製した歯列模型とトレースされた歯痕との照合を行った（写真❺）．その結果，左肩甲下部に見られた歯痕は，受傷後数ヵ月は経過したものと推定されるが，被疑者の歯列模型の上顎両側前歯部から小臼歯部および下顎両側前歯部

と歯牙の位置関係および歯列弓形態がきわめて類似し，古いもの一つのみかろうじて被疑者の歯牙によってできたものであるとしても矛盾しないものであった．

　その他の歯痕については，咬傷時からの経過時間を考慮したとしても，歯牙切端部の位置関係および歯列弓形態において，積極的に被疑者の歯牙によってできたものであるとは言えなかった．

症例のポイント

A．咬傷（バイトマーク）

　抵抗して争っている時にできた咬傷は不規則で，そのため陳旧瘢痕である場合には変形していることも多く，被疑者の歯列模型とうまく照合できないことも多い．そのため，多数認められる時には，できるだけ多くの歯痕情報を採取する必要がある．

　また，生体である場合には，可能な限り早い時期に採取しないと，消失してしまうことになる．古くから，写真撮影とトレースだけでなく，歯痕の皮膚面そのものをシリコンラバーなどの精密印象材にて，圧力を加

えないように注意しながら，印象採得することも行われている．

　本症例のように，背面など，本人では咬めない部位に複数存在するバイトマークは虐待の重要な証拠の1つになる．瘢痕の治療状態によって，ある程度の虐待期間は推測されるが，咬傷部位や咬傷時の体動によって同一人による場合でも不規則な形態をとることも多いため，虐待に関わった人数を推定することは困難である．あくまで推定される被疑者の歯列模型との比較で判定することになる．

あとがき

　法医学の教科書は，古くから多くの著名な先生方がご執筆され，名著とされるものも数多くある．私が東京大学大学院に進学したのは 20 年以上前であるが，それら名著を片手に法医解剖や研究に日々没頭していたことを思い出す．

　当時教授であった高取健彦先生は，私が歯科医師であり，臨床医として開業しても良い年齢でもあったことから，大学院修了後のコースを心配し，大学院受験前の面接ではその点をはっきり話され，それでも受験するのであれば頑張るようにとの言葉を頂いたことを今も覚えている．

　当時の大学院生時代には，長尾正崇准教授（現広島大学教授），岩瀬博太郎講師（現東京大学・千葉大学教授），岩楯公晴助手（現東京慈恵会医科大学教授），池谷博大学院生（現京都府立医科大学教授，本書共著者）をはじめ，現在大学あるいは関連病院で活躍されている多くの先生方が教室に在籍されていた．法医解剖では，公判に呼ばれる可能性の少ない症例ではあったが，多くの執刀をさせていただき，病理組織の作製・診断はもちろんのこと，薬毒物の検出についても，先生方のご指導を頂きながら，鑑定書の作成を学んだことを思い出す．また，死体解剖資格の取得では長尾正崇先生に細かくご指導をいただいた．このように，法医学の教科書を片手に，直接専門家の先生方から幸運にも実践的な法医解剖を学ぶことができた．

　一方，法医学が平成 26 年（2014 年）から歯科医師国家試験に出題されるようなり，歯科医師として法医学教育に携わる先生も増えてきた．その多くは法医学教室に所属しない歯学部の先生方であり，法医解剖に直接従事された経験の少ないあるいはまったくない先生方である．本書には，共著者である池谷先生の，法医学を目指す学生，若手の法医学者，法歯学者，さらには法曹関係者などが理解しやすい，実践的な教科書にできれば，との思いが込められている．これまでの法医学の教科書とは少し視点を変え，実際に法医解剖に携わったことのない先生でも，臨場感を持って法医実務を理解していただけるような構成内容に配慮している．このような貴重な執筆の機会をいただき，池谷先生には心より感謝申し上げたい．そして，この本を手にされた先生方にとって，少しでも将来のお役に立てるのであれば幸いに思う．

　最後に本書の執筆および発刊にあたり，金芳堂の村上様はじめ関係者の方々に心より感謝申し上げ，筆を置きたいと思う．

2018 年秋

櫻田　宏一

索　引

欧文索引

3DCT 画像························129

A
ABO 式血液型検査···············38
ABO スフィア®·····················38
adipocere·····························20
ALDH·································41
ALT····································37
AST····································37
autolysis·······························20

B
Baecchi 染色·························46
Battle sign·····························17
brain hernia··························79
bruise·································27
BUN···································37

C
CBC····································37
CK······································37
CK-MB·································37
contrecoup injury··················79
contusion·····························27
Corin-Stockis 染色··················46
coup injury···························79
CO オキシメーター·················48
CRP····································37
CT 画像と薬物中毒死···············109
CT 診断の効果·······················30
CT の利用····························132
Curling 潰瘍··························94
Cushing 潰瘍·························79
CYP2E1·······························41

D
DIC····································126
DNA 型検査··························50
DNA フィンガープリント法·········50
d ダイマー····························55

G
GC······································40

H
Hb······································37
HbA1c··································37
hide and seek·······················105

I
ICD-10·································65
Identifiler® Plus·····················50
impalement··························27
incised wound······················27

J
JC ウイルス··························52

L
laceration·····························27
Liquid chromatography mass
　　spectrometry (LC/MS)·········43
Lucid interval·······················78

M
Martin の咬耗度分類·················21
MCT118·······························50

P
paradoxical undressing············105
PCR-RFLP 法·························51
Ponsold の分類······················101
putrefaction··························20

S
Schaumpilz···························100
Simon 出血····························114
skeletalization·······················20
SPERM HY-LITER®·················46
stab wound··························27
STN (Syalyl Tn)·····················127
STR····································50

T
TP······································37

V
VNTR··································50

W
Widmark の式·························41
Wischnewski 斑······················105

Y
Yfiler®·································51

日本語索引

あ
亜鉛コプロポルフィリン·············127
悪性症候群···························109
アマルガム····························59
アマルガム充填·····················58, 59
アメロゲニン遺伝子··················51
アルコール脱水素酵素················41
アルコールの死後産生················41
アルシアンブルー染色···············126
アルデヒド脱水素酵素················41
アルブミン····························37
アルミ冠······························60
安藤の式····························22, 138
アンレー······························59

い
胃······································34
縊頚····································114
縊死····································110
医師法第 19 条·······················63
医師法第 21 条····················63, 132
異状····································63
溢血点··································115
一酸化炭素····························119
一酸化炭素中毒死····················116
一酸化炭素の死後産生···············119
一酸化炭素ヘモグロビン飽和度········94
一酸化炭素ヘモグロビン飽和度検査···47

胃粘膜出血斑……………………105
イムノクロマト法………………53
医療過誤…………………………132
医療関連死………………………128
医療事故…………………………132
医療事故調査制度………………132
インプラント……………………60
インプラント埋入………………58
インレー……………………58, 59

う

ウイルス検査……………………53
う蝕………………………………59

え

鋭的損傷…………………………27
栄養状態…………………………15
液体クロマトグラフィー質量分析装置
　………………………………43
エタノール検査…………………40
エラスチカ・マッソン染色……54
遠射………………………………84

お

横骨折……………………………78
応召義務…………………………63
嘔吐物吸引………………………89
嘔吐物吸引による死……………86
大型分析機器検査………………43
オーソクイックチェイサー® HCV Ab
　………………………………53
汚物輪……………………………84

か

外因死の追加事項………………65
壊機試験…………………………49
開口器……………………………57
外傷性のくも膜下出血…………79
回旋射創…………………………84
海馬回ヘルニア…………………79
海馬鉤ヘルニア…………………79
外表所見…………………………15
解離試験…………………………39
下顎角……………………22, 138
角膜の混濁………………………17
化骨核の出現時期………………138
火傷・熱傷の程度………………94
ガスクロマトグラフィー………40
カスパーの法則…………25, 100
片山国嘉……………………………1
割創………………………………27

ガッタパーチャー………………60
仮封材……………………………60
火薬粒……………………………84
川崎協同病院事件…………………2
簡易薬物スクリーニング検査キット…42
監察医解剖………………………10
監察医制度…………………………2
肝臓………………………………34
貫通射創…………………………84
鑑定嘱託書………………………10
鑑定書の訂正の仕方……………68
鑑定書の綴じ方…………………68
鑑定処分許可状…………………10
陥没・穿孔骨折…………………78
顔面のうっ血……………………115

き

義歯………………………………58
気道内の煤………………………94
気道内の微細泡沫………………100
気道内の微細泡沫塊……………24
気道熱傷…………………………94
気道の閉塞………………………114
虐待死……………………………140
急死の三徴…………100, 114, 115
急死の所見………………114, 115
9の法則…………………………94
胸骨体の長さ……………………137
胸水中の電解質…………………37
行政解剖…………………………10
強直性硬直……………16, 100
巨人様化…………………………100
近射………………………………84

く

クイックチェイサー® HBs Ag………53
くも膜下出血……………………78
クラスプ・バー…………………60
クリスマスツリー染色…………46
クリューバー・バレラ染色……54
クレアチニン……………………37

け

警察等が取り扱う死体の死因又は身元
　の調査等に関する法律…………2
刑事訴訟法第 229 条………………2
継続歯……………………………60
形態学的検査……………………137
頚部器官…………………………35
血液型検査………………………38
血液生化学検査…………………37

血液中のエタノール濃度と症状………40
血液中の電解質…………………37
血球凝集反応法…………………38
血算………………………………37
検使…………………………………2
検視…………………………………2
拳闘家姿勢………………………94

こ

口角鉤……………………………57
口腔内写真撮影…………………57
口腔内写真用ミラー……………57
絞頚………………………………115
咬傷………………61, 140, 141
甲状軟骨…………………………35
向精神薬…………………………109
酵素抗体法………………………39
抗体固定化微粒子凝集反応法……38
硬膜外血腫………………………78
硬膜下血腫………………………78
咬耗度……………………………58
誤嚥………………………………89
呼気中のエタノール濃度………41
呼吸筋や呼吸補助筋内の出血………101
骨盤骨の男女差…………………21
骨盤上口の形状…………………20
骨盤内臓器………………………34
骨膜下血腫………………………78
骨隆起……………………………58
5の法則…………………………94
コレステロール…………………37
コロナー……………………………1
根管充填…………………………60

さ

サイトケラチン染色……………127
再浮揚……………………………24
サイログロブリン値の上昇……115
索溝………………………114, 115
索状痕……………………………111
索状物の推定……………………115
挫創………………………………27
擦過射創…………………………84
挫滅輪……………………………84
暫間被覆冠………………………60

し

シアン……………………………44
シアン化合物濃度………………94
死因究明等の推進に関する法律……2
死因診断……………………………7

日本語索引　145

死因統計······6
死因の競合······7
死因の競存······8, 73
死因の共存······8
死因の共同······8
死因の種類······65
死因の連合······8
歯牙鑑定嘱託書······10
歯科所見······135
歯牙の破折······94
歯牙の萌出時期······138
自家融解······20
弛緩出血······127
歯冠色充填物······59
慈恵医大青戸病院事件······2
死後 CT 撮影······29
死後拡散の問題······109
四肢の骨折······94
歯髄腔の狭窄度······22
刺創······27
歯槽窩······58
死体検案書······63
死胎検案書······65
死体硬直······16
支台築造······60
死体の浮揚······101
死斑······15
司法解剖······10
司法解剖標準化指針······67
死亡したとき······64
死亡したところおよびその種別······64
死亡診断書······63
死亡の原因······64
氏名······64
射出口······84
射入口······84
縦骨折······78
銃創······80
銃創の種類······84
十二指腸······34
出身地域判定······52
逡巡創······28
衝撃側損傷······79
焼死······90
常染色体 STR 型判定······50
承諾解剖······10
小腸······33
小脳テント······79
小脳扁桃ヘルニア······79
上腕骨の骨髄腔の高さ······22, 138
死蠟化······20

心筋梗塞による心破裂······120
神経原性肺水腫······79
人工歯······60
人口動態統計······4
心臓······32
心臓血の色調の左右差······105
心臓刺創······70
診断書発行義務······63
心タンポナーデ······120, 123
身長······15
身長推定······134, 138
シンナー······45
深部体温······16
心膜······32
人類学的計測検査······137

す

膵臓······34
錐体出血······100, 115
水浴死······101
頭蓋骨開検······36
頭蓋骨骨折······78, 94
頭蓋骨の男女差······20
頭蓋骨縫合の癒合······22, 138
頭蓋底の骨折······78
頭蓋内出血······74, 78
スクリューピン······60
ズダンⅢ染色······127
スマトラ島沖大地震······4

せ

精液検査······46
生活反応······28
成傷器の推定の仕方······73
精巣······35
生体・死体血痕鑑別検査······55
生年月日······64
性別······64
性別推定······134, 137
脊髄······36
脊椎······36
舌筋内出血······94
舌骨······35
舌骨・甲状軟骨の骨折······114, 115
舌骨上筋群······35
接射······84
切創······27
舌の突出······115
セメノジェリン検出キット······46
洗冤録······1
穿刺吸引細胞診······128

線状骨折······78
前装金属冠······58
蟬脱······24, 100
全部金属冠······58, 59
前立腺特異抗原······46

そ

総義歯······60
臓器の取り出し方······31
創の見方，所見の取り方······73
損傷所見の取り方······27
損傷の解釈······28

た

体格······15
対撃損傷······79
大孔······79
大坐骨切痕······20
体重······15
帯状回ヘルニア······79
大腿骨頚部の捻転度······20
大腿骨の捻転角······137
大腸······33
大脳鎌······79
多剤摂取時の診断の難しさ······109
脱落歯······58
弾丸の口径······84

ち

恥骨下角······20
恥骨結合面の性状の変化······138
恥骨結合面の平行隆起······22
チトクローム P-450 2E1······41
超逸斎······1
長管骨の長さ······137
腸管の脱出······94
調査法解剖······10

つ

椎骨動脈の閉塞······114
突き上げ骨折······78

て

定型的縊頚（死）······114
低体温死······102, 105
溺死······96
溺死肺······100
デコルマン······19
電解質の濃度······101
デンタル X 線写真撮影······57, 58
デンタルチャート······135

146 日本語索引

デンタルチャート作成……………57, 58
デンタルチャートの記載法…………59
電流斑…………………………………19

と
凍傷…………………………………105
頭皮損傷………………………………78
動脈瘤の破綻…………………………78
トライエージ DOA®…………………42
都立広尾病院事件……………………2
トルエン………………………………45
トロポニン T…………………………37
鈍的損傷………………………………27

な
内頸静脈の閉塞……………………114
内頸動脈の閉塞……………………114

に
日航機墜落事故………………………4
乳様突起……………………………137
尿の貯留……………………………105
尿・便・失禁………………………115

ね
燃焼血腫………………………………94
年齢推定……………………134, 137

の
脳……………………………………36
脳出血…………………………………79
脳ヘルニア……………………………79

は
肺……………………………………35
煤暈…………………………………84
バイトマーク………………61, 141
剝皮創…………………………………19
播種性血管内凝固症候群…………127
白骨化…………………………………20
白骨死体……………………………134
バトルサイン…………………………78
歯の萌出形成過程……………………21
パロマのガス湯沸かし器による一酸化
　炭素中毒事件………………………2
晩期死体現象…………………………19
阪神・淡路大震災……………………4
反跳射創………………………………84
バンパーによる損傷…………………19

ひ
皮下血腫………………………………78
東日本大震災…………………………4
皮下出血………………………………27
引き抜き骨折…………………………78
眉上隆起………………………………20
微生物検査……………………………53
皮切の仕方……………………………31
脾臓……………………………………33
左腎臓…………………………………33
左副腎…………………………………33
非定型的縊頸（死）………………114
皮膚の色………………………………15
漂母皮化………………………24, 100
病理組織学的検査……………………53

ふ
腹腔開検………………………………32
藤井の式………………………23, 138
腐敗……………………………………20
部分床義歯……………………………60
プランクトン検査……………………49
プランクトンの検出………………100
ブリッジ………………………………60

へ
平冤録…………………………………1
ヘマトキシリン・エオシン染色……54

ほ
法医学の歴史（英米）………………1
法医学の歴史（大陸ヨーロッパ）……1
法歯学の歴史…………………………4
帽状腱膜下血腫………………………78

ま
マイクロサテライト…………………50
埋伏歯…………………………………58
摩耗度…………………………………58

み
ミイラ化………………………………20
右腎臓…………………………………34
右副腎…………………………………34
ミニサテライト………………………50

む
無冤録…………………………………1
無冤録述………………………………1

ひ（右欄）
矛盾脱衣……………………………105

め
眼鏡血腫………………………17, 78
メタルコア……………………………60
メディカルエグザミナー……………1

も
盲管射創………………………………84

や
扼頸…………………………………115
扼痕…………………………………115
薬物摂取時期の推定………………109
薬物中毒死…………………………106
薬物中毒と病理所見………………109
薬物と高体温………………………109
薬物の間接的作用…………………109
薬物の着色…………………………109

よ
羊水含有成分………………………127
羊水塞栓症……………………124, 127
腰椎の椎体上面の放射状痕……21, 138
杙創……………………………………27
横浜市立大学患者取り違え事件………2
吉川線………………………………111
吉野の式………………………23, 138

ら
ラピディア®-D dimer II………………55

り
力士の暴行死事件……………………2
硫化水素………………………………44
輪状骨折………………………………78

れ
レジンコア……………………………60
レジン充塡…………………………58, 59
レジン床………………………………60
裂創……………………………………27
練炭自殺を装った連続殺人事件………2

ろ
肋軟骨の石灰化………………………20
肋骨……………………………………31

あたらしい検案・解剖マニュアル

2018年11月10日　第1版第1刷 ⓒ

著　　　者	池谷　博	IKEGAYA, Hiroshi
	櫻田宏一	SAKURADA, Koichi
発 行 者	宇山閑文	
発 行 所	株式会社金芳堂	
	〒606-8425　京都市左京区鹿ケ谷西寺ノ前町34番地	
	振替　01030-1-15605　電話　(075)751-1111(代)	
	http://www.kinpodo-pub.co.jp/	
印　　　刷	創栄図書印刷株式会社	
製 本 所	有限会社清水製本所	

落丁・乱丁本は直接小社へお送りください．お取替え致します．

Printed in Japan
ISBN978-4-7653-1759-7

JCOPY ＜(社)出版者著作権管理機構 委託出版物＞
本書の無断複写は著作権法上での例外を除き禁じられています．複写される
場合は，その都度事前に，(社)出版者著作権管理機構(電話 03-5244-5088,
FAX 03-5244-5089, e-mail: info@jcopy.or.jp)の許諾を得てください．

●本書のコピー，スキャン，デジタル化等の無断複製は著作権法上での例外
を除き禁じられています．本書を代行業者等の第三者に依頼してスキャンや
デジタル化することは，たとえ個人や家庭内の利用でも著作権法違反です．